Christian Dreher

Achtsamkeit erleben

Ein Gruppenmanual

Psychiatrie Verlag

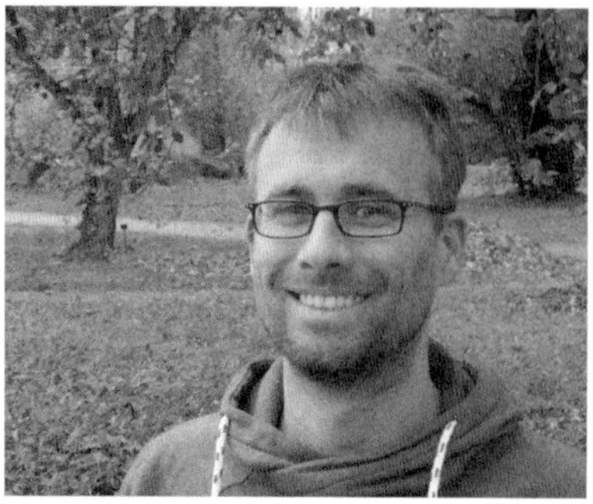

Christian Dreher ist Ergotherapeut. Er arbeitet als Lehrkraft an einer Schule für Ergotherapie. Davor förderte er Klientinnen und Klienten mit psychischen Erkrankungen in einer Werkstatt für behinderte Menschen.

Christian Dreher

Achtsamkeit erleben

Ein Gruppenmanual

Psychiatrie Verlag

Christian Dreher
Achtsamkeit erleben
Ein Gruppenmanual
Psychosoziale Arbeitshilfen 39

1. Auflage 2021

ISBN Print: 978-3-96605-085-2
ISBN Ebook (PDF): 978-3-96605-118-7

Bibliografische Information der Deutschen Nationalbibliothek
Die Deutsche Nationalbibliothek verzeichnet diese Publikation in der Deutschen Nationalbibliografie; detaillierte bibliografische Daten sind im Internet über http://dnb.d-nb.de abrufbar.

Lektorat: Karin Koch
Umschlagkonzeption: GRAFIKSCHMITZ, Köln
Umschlaglayout: Iga Bielejec, Nierstein,
unter Verwendung eines Fotos von Christian Dreher, Mainz
Typografiekonzeption und Satz: Iga Bielejec, Nierstein
Druck und Bindung: Plump Druck & Medien, Rheinbreitbach

Downloadmaterial

https://psychiatrie-verlag.de/product/achtsamkeit-erleben/
Den Zugangscode finden Sie auf Seite 21.

Vorwort

Das Gruppenprogramm »Achtsamkeit erleben« habe ich entwickelt, um Menschen einen leichten inhaltlichen Einstieg in das Thema Achtsamkeit zu geben. Es geht dabei weniger darum, das Meditieren zu lernen, als sich mit den Inhalten des Konzeptes Achtsamkeit zu befassen. Nach dem Kurs sollen sich die Teilnehmenden an mehr erinnern als: »Achtsamkeit? Das ist das mit den Rosinen, oder?«

Ich selbst habe lange Zeit gebraucht, um mich mit dem Konzept anzufreunden. Heute muss ich sagen: Weil mir das Hintergrundwissen fehlte. Übungsmöglichkeiten begegneten mir vielfach. Aber niemand erklärte mir, was Achtsamkeit eigentlich ist. Diese Lücke schloss das Buch »Die Entdeckung der Achtsamkeit in der Arbeit mit psychisch erkrankten Menschen«, welches ich zur Vorbereitung auf ein Trainerseminar für das Stressbewältigungstraining (SBT; Hammer 2014) gelesen habe. Diesem sind viele weitere Bücher und eine Weiterqualifizierung in der »Achtsamkeitsorientierten Beratung« gefolgt.

Während der Abfassung des Manuskriptes arbeitete ich mit Menschen, die dem allgemeinen Arbeitsmarkt nicht zur Verfügung stehen und eine Werkstatt für behinderte Menschen besuchen. Die Gründe sind oft vielschichtig und sehr individuell. Die traumatisierte ehemalige Medizinstudentin findet sich bei uns genauso wie Menschen, die den Einstieg in den allgemeinen Arbeitsmarkt nie erreicht haben.

Ich bin davon überzeugt, dass Achtsamkeit das Leben eines jeden Menschen bereichern kann. Insbesondere Menschen, bei denen die Teilhabe an der Gesellschaft durch soziale, psychische oder körperliche Gegebenheiten beeinträchtigt ist, können meines Erachtens von diesem Konzept sehr profitieren. Wer bereit ist, mit offenem Herzen das aktuelle Erleben wahrzunehmen, hat einen großen Schritt in Richtung Selbstannahme und Selbstmitgefühl und damit zu mehr Lebensqualität gemacht.

Mir war wichtig, ein Programm zu entwickeln, das dem breiten Spektrum an Menschen gerecht wird, die sozialpsychiatrische Einrichtungen und Dienste nutzen. Auf alle Erkrankungen, Bildungsstände, kognitiven und emotionalen Fähigkeiten einzugehen, ist in einer strukturierten Gruppenintervention kaum möglich. Gleichzeitig sind spezifische Gruppenangebote wegen des benannten breiten Spektrums an Teilnehmenden nicht wirtschaftlich. Ich hoffe, mir ist es gelungen, die Inhalte so aufzubereiten, dass sie besonders viele Rehabilitanden ansprechen.

Menschen, die im sozialen Bereich arbeiten, brauche ich nichts von Arbeitsverdichtung zu erzählen. Umso wichtiger finde ich, dass wir Werkzeuge in der Hand haben, mit denen wir ohne umfangreiche Vorbereitung arbeiten können. »Achtsamkeit erleben« ist hochstrukturiert und Moderationspläne, Arbeitsblätter, Übungsanleitungen, Aufgabenblätter und Erinnerungskarten können als PDF heruntergeladen und für Ihre Teilnehmenden genutzt werden.

Ich wünsche Ihnen gute Erfahrungen mit dem Programm und hoffe, dass ich Ihren Arbeitsalltag damit ein wenig erleichtern kann.

Christian Dreher

Warum Achtsamkeit?

Das Achtsamkeitskonzept hat seinen Ursprung im Buddhismus. Die selbst auferlegte »Mission« Buddhas war es, das Leid in der Welt zu lindern. Als er, der wohlbehütete Sohn eines Königs, zum ersten Mal den eigens für ihn gebauten goldenen Palast verließ, erschrak er über die Armut und das Leid derer, die nicht das Glück hatten, königlicher Herkunft zu sein. Er widmete daraufhin sein Leben dem Umgang mit menschlichem Leid.

Vier »Noble Wahrheiten« werden ihm zugeschrieben, die ihre Aktualität in 2.500 Jahren nicht verloren haben:

Leid existiert. Damit ist nicht das Leid eines hungernden Kindes in einem Land der sogenannten Dritten Welt gemeint, sondern das Leid im Leben eines jeden Menschen. Steven C. Hayes, der Begründer der achtsamkeitsbasierten Akzeptanz- und Commitment-Therapie, weist immer wieder darauf hin, dass Menschen leiden. Leid ist integraler Bestandteil des menschlichen Lebens. Auch wenn wir die Hoffnung haben, dass wir nie leiden werden, wird uns die Realität eines Besseren belehren. Oder umgekehrt: Menschliches Leben ohne Leid ist nicht möglich. Ich kann mich nur mit Dingen beschäftigen, die mich glücklich machen, und werde dennoch irgendwann leiden. Denn die Welt ist nicht dazu da, mich glücklich zu machen.

Diese Weisheit ist für mich evident: Wir können Leid nicht verhindern oder ausweichen, es vermeiden oder uns davon freikaufen. Es ist Bestandteil unseres Lebens. Selbst wenn ich in einem der reichsten Länder der Erde aufwachsen durfte und leben darf; einen Beruf habe, der mich ernährt und dazu noch Spaß macht, eine Partnerin, die ich liebe, und an keiner Erkrankung leide, die mich oder mein Leben einschränkt, habe ich gelitten und werde ich wieder leiden.

Leid hat eine Ursache. Leid fällt nicht vom Himmel oder wird willkürlich verteilt. Es gibt Ursachen, die Leid auslösen. Das kann eine schwere Erkrankung sein oder der Tod einer geliebten Person. Neben äußeren Einflüssen haben wir Menschen Gedanken, die uns innerlich quälen und den Gegenstand unseres Leids immer wieder hervorholen. Das unterscheidet uns von den Tieren:

Stellen Sie sich ein Zebra vor. Es grast ruhig in der Savanne. Plötzlich wird es von einem Löwen angegriffen. Das Tier rennt los. Es leidet unter

Todesangst und rennt um sein Leben. Hat der Löwe aufgegeben, grast es wieder ganz entspannt vor sich hin, da keine Gefahr mehr besteht.

Stellen Sie sich jetzt einen Menschen in derselben Situation vor. Er wird auf jeden Fall länger mit der Situation zu kämpfen haben als das Zebra. Es werden ihn Ängste heimsuchen, irgendwann dem Löwen doch zum Opfer zu fallen. Er wird anfangen, bestimmte Stellen zu meiden. Er wird aufgrund der Erfahrung schreckhafter sein. Seine Gedanken, die eigentlich den Sinn haben, ihn vor einem Löwenangriff zu schützen, lassen ihn die Situation immer wieder durchleben – und zwar nicht als neutralen Beobachter. Die Gedanken lösen Gefühle aus: Angst, Ärger, Wut, Frustration, Trauer, je nachdem, welchen Inhalt sie haben (vgl. Gilbert & Choden 2015, S. 44). Unserem Gehirn ist es egal, ob der auslösende Reiz aus der Umwelt kommt oder aus unserem »new brain«, dem »denkenden Gehirn«. Die emotionale Reaktion ist dieselbe.

Heutzutage haben wir weniger mit Löwen zu kämpfen. Aber die Strukturen und Funktionsweisen unseres Gehirns sind noch die gleichen. Die Gefahren, die uns täglich begegnen, sind weniger lebensbedrohlich. Aber das weiß unser »old brain« nicht (zu »new brain«, »old brain« und den Emotionssystemen siehe auch Gilbert & Choden 2015). Ein Gedanke kann Emotionen auslösen, die unseren Körper in einen Zustand versetzen, als würde Lebensgefahr bestehen. Unser »old brain« bereitet uns auf Kampf oder Flucht (Fight or Flight) vor. Nur lassen sich die wenigsten alltäglichen Stresssituationen damit lösen. Bei einem Konflikt mit meiner Vorgesetzten sollte ich nicht zu kämpfen beginnen oder verschwinden. Ich bräuchte vielmehr einen kühlen Kopf. Keinen durch Gedanken angeheizten »Hitzkopf«.

Leid kann enden. Wir wissen das eigentlich, wir haben es unzählige Male selbst erlebt. Situationen, in denen wir dachten, das wird nie wieder – Liebeskummer, Todesfälle, Absagen auf Bewerbungen, Verletzungen usw. –, wir haben sie überstanden. Wir haben uns neu verliebt oder einen anderen, manchmal sogar besseren Job gefunden. Wir haben also die Erfahrung gemacht, dass Leid endlich ist.

Doch hilft uns diese Erfahrung in neuen Leidenssituationen oft nicht weiter. Wir denken nicht daran. Unsere Wahrnehmung und unser Denken konzentrieren sich nur auf das negative Ereignis, das diesen emotionalen Zustand ausgelöst hat. »Dadurch können wir kritisch mit uns selbst werden und uns verurteilen, statt uns Mitgefühl entgegenzubringen, dass wir so ein kompliziertes Gehirn haben (Gilbert & Choden 2015, S. 49). »Im Bruchteil einer Sekunde kommen wir von ›Ich mag dieses Gefühl nicht‹

zu ›Ich will dieses Gefühl nicht haben‹ zu ›Ich sollte dieses Gefühl nicht haben‹ zu ›Etwas stimmt nicht mit mir, wenn ich solche Gefühle habe‹ zu ›Ich bin schlecht‹« (NEFF & GERMER 2018, S. 1).

Der Weg zum Ende des Leids ist Achtsamkeit und Mitgefühl. Achtsamkeit hilft uns wahrzunehmen, was gerade in uns vorgeht. Wir können beispielsweise erkennen, welche Gedanken unseren kaum ertragbaren Gefühlszustand ausgelöst haben, und wir haben die Macht, negative Grübelschleifen zu unterbrechen. Mitgefühl hilft uns, besser mit uns und anderen umzugehen. Wir fühlen uns besser, wenn wir andere und uns nicht noch zusätzlich runtermachen. Wir können andere und uns selbst motivieren, nicht mit Strafe, sondern mit Zuwendung und Ermutigung. Dass uns dies bei anderen Menschen leichter fällt, wissen wir längst. Mitgefühl verbindet uns mit anderen Menschen und erfüllt damit ein menschliches Grundbedürfnis. Geht es um uns selbst, vergessen wir das nur allzu schnell.

Achtsamkeit ist ein Weg, der Leid lindern oder sogar beenden kann. Die Wirksamkeit dieses Ansatzes wurde vielfach bestätigt. Jon Kabat-Zinn hat in den 1970er-Jahren damit angefangen, die Behandlung stressassoziierter körperlicher Erkrankungen wie Bluthochdruck mit Achtsamkeit zu unterstützen. Er entwickelte das heute auf der ganzen Welt verbreitete Programm MBSR (mindfulness-based-stress-reduction oder Achtsamkeitsbasierte Stressreduktion). Es ist ihm gelungen, das buddhistische Konzept der Achtsamkeit zu säkularisieren und damit auch für nicht religiöse Menschen und Behandelnde nutzbar zu machen. Auch wenn Achtsamkeit nicht explizit für die Behandlung von psychischen Erkrankungen »entwickelt« wurde, kann sie gerade dort große Dienste leisten.

Leid zu lindern oder zu beenden darf nicht mit Heilung verwechselt werden. Wir können eine Depression nicht wegmeditieren. Eine achtsame und selbstmitfühlende Haltung kann aber die Behandlung unterstützen und die Rückfallwahrscheinlichkeit verringern.

Wer an einer psychischen Erkrankung leidet, ist leider noch viel zu oft mit einer anderen Problematik konfrontiert: der Stigmatisierung oder dem verzweifelten Versuch, dieser durch Geheimhaltung der Erkrankung zu entgehen. Menschen werden noch im 21. Jahrhundert wegen ihrer psychischen Erkrankung ausgegrenzt. Nicht wegen Ansteckungs- oder anderer objektiver Gefahren – es ist vielmehr das subjektive Nicht- oder Halbwissen, das Menschen an den Rand der Gesellschaft drängt.

Ich empfinde tiefen Respekt für jeden Menschen, der offen mit seiner psychischen Erkrankung umgeht. Nur so kann eine Normalisierung des

Normalen erreicht werden. Diese Ausgrenzung trifft die Betroffenen in einem der zutiefst menschlichen Bedürfnisse: Zugehörigkeit und Anerkennung innerhalb der sozialen Gruppe. Dieses Bedürfnis ist genetisch in uns angelegt. Für unsere Vorfahren war die Zugehörigkeit zu einer Gruppe, Sippe, Gemeinde überlebenswichtig. Wer aus der Gruppe ausgestoßen wurde, hatte oft keine Chance zu überleben. Das Empfinden von Sicherheit ist daher fest mit unseren sozialen Gefühlen verbunden. Unser Bindungssystem nimmt direkten Einfluss auf unser Alarm- und unser Antriebssystem, also die Systeme, die uns Stress bescheren. Mit Achtsamkeitspraxis und (Selbst-)Mitgefühl haben wir eine Möglichkeit, auf dieses System einzuwirken (siehe Gilbert & Choden 2015, S. 71ff.). Achtsamkeit hilft uns zu erkennen, dass wir leiden und Selbstmitgefühl hilft uns, dieses Leid zu lindern (Neff 2011).

Um Achtsamkeit in unser Leben zu lassen, gibt es verschiedene Ansätze. Die formale Praxis – Meditieren – ist eine Möglichkeit. Meditation bedeutet so viel wie: vertraut machen (Gilbert & Choden 2015, S. 20). Der Meditierende macht sich vertraut mit seinem Körper und der Funktionsweise seines Geistes bzw. seiner Psyche.

Vom Tun- zum Sein-Modus

Wenn die Funktionsweise meines Geistes (oder meiner Psyche) dafür sorgt, dass ich leide, ist jede Information darüber geeignet, mein Leiden zu lindern oder gar zu beenden. Ich erkenne früher, dass ich mich gerade in einer emotionalen Abwärtsspirale befinde, und kann einen selbstfürsorglichen (mitfühlenden) Ausstiegsversuch wagen.

In achtsamkeitsbasierten Veröffentlichungen ist regelmäßig vom sogenannten Sein-Modus die Rede. Sein »Gegenspieler« ist der Tun-Modus. Dieser ist uns wahrscheinlich geläufiger. Er nutzt die analytischen Fähigkeiten unseres »neuen Gehirns«, um ein Problem zu lösen. Wir möchten ein bestimmtes Ziel erreichen, und unsere kognitiven Fähigkeiten unterstützen uns dabei. Das Ziel, das es zu erreichen gilt, ist der Soll-Zustand. Unser aktueller Ist-Zustand weicht noch davon ab. Im Tun-Modus suchen wir nach einer Lösung für diese Diskrepanz (vgl. Williams u.a. 2007, S. 40f.).

Ein Beispiel: Wir kommen in ein Gebäude, das wir noch nie betreten haben. Wir müssen in den fünften Stock. Im Eingangsbereich finden wir einen

Fahrstuhl mit dem Hinweisschild »defekt«. Der Tun-Modus unterstützt uns dabei, dieses Problem zu lösen. Obwohl wir das Gebäude noch nie betreten haben, schließen wir, dass es irgendwo eine Treppe geben muss. Vielleicht haben wir sogar eine Idee, wo die Treppe sein könnte, wenn wir uns an Treppenhäuser anderer Gebäude erinnern. Wir gehen auf die Suche nach der Treppe, finden sie schließlich, benutzen sie und kommen pünktlich zu unserem Vorstellungsgespräch im fünften Stock. Auf diese Fähigkeiten zur Problemlösung können wir zu Recht stolz sein. Wir können durch Denken Probleme analysieren und Lösungsmöglichkeiten simulieren.

Problematisch kann es werden, wenn wir versuchen, auch innere emotionale Probleme im Tun-Modus zu lösen. Hier kann es leicht dazu kommen, dass unser Denken sogar Probleme verursacht (vgl. Williams u.a. 2007, S. 41 ff.). Zum Beispiel: Ich bewerte aufgrund des Wetters, dass heute ein schöner Tag ist. Daraus schließe ich dann: Eigentlich müsste ich glücklich sein. Ist das nicht so, versuche ich diese Diskrepanz aufzulösen. In der Regel macht uns das noch trauriger. Es kommen vielleicht Gedanken wie: »Was stimmt nicht mit dir? So ein schöner Tag und du bist so schlecht drauf!« Die sinkende Stimmung führt dann dazu, dass sich mein Denken weiter einengt, um das Problem zu lösen. Ich kreise immer weiter um das vermeintliche Problem meiner schlechten Laune, vergleiche mich mit anderen Menschen. Mir fallen immer mehr Situationen ein, in denen ich schlecht drauf war. Mein Ist-Zustand entfernt sich immer weiter von dem Soll-Zustand (gute Laune), den ich eigentlich erreichen wollte. Und das nur, weil mein Verstand die Meinung vertritt, dass man bei schönem Wetter auch gut drauf sein »muss«.

Im Sein-Modus nehme ich eher eine beobachtende Position ein. Ich schaue, was gerade um mich herum und in mir vorgeht. Ich denke nicht, ich erfahre, was ist. Der Sein-Modus ist nicht besser als der Tun-Modus. Er ist nur anders. Er ist das Gegenmittel für die Probleme, die der Tun-Modus verursacht (Williams u.a. 2007, S. 46 ff.). Im Sein-Modus hätte ich wahrgenommen, dass meine Annahme »schönes Wetter = gute Laune« eine Reihe von Bewertungen beinhaltet. Diese Bewertungen sind Produkte meines Geistes, die mit der Realität übereinstimmen können oder auch nicht. Ob sie es tun, ist im Sein-Modus egal. Hier müssen keine Fragen beantwortet werden. Im Sein-Modus gibt es keine Ziele oder Absichten. Bezogen auf das Beispiel hätte sich im Sein-Modus meine Laune wahrscheinlich nicht verbessert. Aber in die Abwärtsspirale aus Gedanken wäre ich nicht eingestiegen.

In Achtsamkeitsübungen wird der Sein-Modus trainiert. Es werden anfangs meist Körperempfindungen beobachtet, z.B. der Atem oder die aktuelle Empfindung in einer bestimmten Körperregion. Später können die so erlangten Fähigkeiten auf Gedanken und Gefühle ausgeweitet werden.

Schon eine tägliche Übungspraxis von 30 Minuten führt neben dem Erkenntnisgewinn zu signifikanten Veränderungen unseres Gehirns (Germer u.a. 2013, S. 138). Es werden neue neuronale Verbindungen geschaffen, die vorher nicht da waren.

Der Körper spielt bei psychischen Erkrankungen eine wesentliche Rolle. Er gibt uns wichtige Rückmeldungen, welche emotionalen Zustände gerade vorliegen. Wenn wir auf unseren Körper achten, spüren wir Verspannungszustände schneller und können früher gegensteuern. Gefühle lassen sich im Körper oft besser wahrnehmen als im Geist. Unser Körper weiß, was gerade in uns vorgeht. Er weiß, was unser »old brain« gerade von uns verlangt, während unser denkendes Hirn noch bewertet, nachdenkt und interpretiert.

Wie funktioniert dieses Wundermittel »Achtsamkeit« denn jetzt? Mache ich dieses Programm und werde gesund, glücklich und nie wieder ängstlich, wütend oder traurig sein? Ein klares »Nein« ist an dieser Stelle die auf den ersten Blick ernüchternde Antwort. Achtsamkeit wird nicht dafür sorgen, dass ich nie wieder unangenehme Gefühle, Gedanken oder Empfindungen habe. Wir erinnern uns an die erste noble Wahrheit: Leid existiert. Daran kann Achtsamkeit nichts ändern. Sie kann aber dazu beitragen, das Leid zu lindern.

Achtsamkeit in der Therapie

Eines der bekanntesten achtsamkeitsbasierten Konzepte ist die Akzeptanz-and Commitment-Therapie (ACT). Ihre Grundlagen und Methoden werden bei verschiedensten Erkrankungen angewandt, darunter Angsterkrankungen, Depressionen, Schmerzstörungen und Traumafolgestörungen. Ihr Ziel ist *nicht*, die Erkrankung zu heilen. Es geht vielmehr darum, mit der Erkrankung ein den individuellen persönlichen Werten entsprechendes Leben zu führen. ACT verkörpert für mich den Recoverygedanken.

Das ist der Weg, den ACT aufzeigt:

- Akzeptanz dessen, was ist,
- Identifikation der individuellen Lebensziele und anschließend
- wertgeleitete Handlung in natürlicher Umgebung (Hammer & Knuf 2013, S. 87f.).

Das Thema »Gedanken« ist zentral in der ACT. Sind wir mit unseren Gedanken verschmolzen (fusioniert), halten wir sie für die Realität oder identifizieren uns mit ihnen, kann das zu Leid führen. ACT will diese Verschmelzung durch Defusion auflösen.

Achtsamkeit zeigt einen Weg zum Umgang mit Gedanken. Die rein wahrnehmende und gleichzeitig akzeptierende Haltung kann kombiniert mit dem Wissen, dass Gedanken »mentale Ereignisse sind, die unser Gehirn produziert hat, aus welchem Grund auch immer« (Williams u.a. 2007, S. 60), zu mehr Abstand zu den eigenen Gedanken führen. Gedanken sind keine Tatsachen. Sie können mit der Realität übereinstimmen, müssen es aber nicht. »Glauben Sie nicht alles, was Sie denken« lautet der Titel eines Sachbuches (Sipos & Schwaiger 2017), das sich mit den »Risiken und Nebenwirkungen« unseres Gehirns beschäftigt. Achtsamkeit kann das Bewusstsein fördern, dass viele Gedanken, Befürchtungen und Schlussfolgerungen erst schlimm werden, wenn man an sie glaubt.

In der kognitiven Verhaltenstherapie wird das sogenannte ABC-Modell herangezogen, um diese Verbindung darzustellen. Der auslösende Reiz (A = activating stimulus) wird von unserem Gehirn bewertet und diese Bewertung dann geglaubt (B = beliefs), was zu einer Konsequenz (C = consequence) – oft auf der emotionalen Ebene (z.B. Angst, Ärger) – führt. Die Ebene B (beliefs = Annahmen) nehmen wir häufig gar nicht wahr. Für uns löst der Reiz das Gefühl aus. Man spricht dann auch von einer AC-Verknüpfung.

Achtsamkeitsübungen können die Verbindungen zwischen Bewertung und emotionaler Reaktion erfahrbar machen. Der Sinn einer Meditation ist das Vertrautmachen mit der Funktionsweise des Geistes. Wenn ich die Bewertung als solche erkenne, kann ich mich entscheiden, ob ich ihr glaube oder noch mal über Alternativen nachdenken möchte. Die emotionale Konsequenz aus der Kombination von Reiz und Bewertung werde ich oft nicht verhindern können, insbesondere Reize, die unser Alarmsystem (Angst, Wut) betreffen. Das Alarmsystem ist aus gutem Grund dazu da, blitzschnell die Kontrolle zu übernehmen, bei Gefahr zählt jede Sekunde (vgl. Gilbert & Choden 2015, S. 73). Wenn ich aber erkenne, dass meine

Bewertung einen großen Anteil an der emotionalen Reaktion hat, bleiben mir mehr Handlungsoptionen und ich habe die Chance, eine emotionale Kettenreaktion zu verhindern. Dann muss aus der Konsequenz »Angst« kein neuer auslösender Reiz (A) entstehen, der Gedanke »Ich schaffe das nie« (B) tritt nicht auf und auch die Konsequenz (C) Verzweiflung bleibt aus. Verzweiflung führt ja ganz schnell zu Selbstverurteilung, weil ein vermeintlich schwacher Reiz, »mit dem andere bestimmt besser klarkommen« (B), solche Wellen schlägt – und so weiter. Achtsamkeit kann helfen, die ursächlichen Bewertungen zu identifizieren und als »bloße« Gedanken zu markieren.

Psychosen Das Achtsamkeitskonzept kann hier sehr hilfreich sein. Bitte beachten Sie aber Einschränkungen in Bezug auf die Übungen weiter unten (siehe Kasten S. 23 ff.). Gedanken spielen bei psychotischem Erleben eine zentrale Rolle. Sie sind einfach zu stark. Das Gehirn verstärkt sie so sehr, dass sie als eine Wahrheit oder die Realität angesehen werden. So wird z.B. aus »Jemand könnte das Leitungswasser vergiftet haben« die Gewissheit: »Das Leitungswasser ist 100%ig vergiftet.«

Depression Auch bei Depressionen spielen Gedanken bzw. der Umgang damit eine zentrale Rolle. Insbesondere die ständig wiederkehrende Beschäftigung mit den immer gleichen, negativ besetzten Themen (Grübeln) wirkt sich nachweislich negativ aus. Aber auch der Glaube, dass Gedanken »wahr« sind oder die Identifikation mit Gedanken (z.B. »Wer so etwas denkt, ist ein schlechter Mensch«), stellt ein Behandlungshindernis und Rückfallrisiko dar.

Die Wirksamkeit der Mindfulness-Based Cognitiv Therapy (MBCT) in der Rückfallprophylaxe für Depressionen wurde in mehreren Studien nachgewiesen (siehe Hammer & Knuf 2013, S. 172). Die Autoren des Programms schreiben, dass es das Rückfallrisiko für Menschen, die drei oder mehrere depressive Episoden hatten, um die Hälfte reduziert (Williams u.a. 2007, S. 3).

Ängste In der verhaltenstherapeutischen Behandlung von Angsterkrankungen spielen Psychoedukation (Was ist Angst?) und Exposition (Konfrontation mit Angstauslösern) eine wesentliche Rolle. Der achtsame Umgang mit Angst beinhaltet beide Aspekte der Behandlung. Indem ich mich mit meinem Geist vertraut mache, kann ich lernen, was mir Angst macht. Ist es vielleicht nur ein Gedanke, der mir Angst macht? Verstärken Gedanken eventuell meine Angst? Achtsamkeit nutzt auch das Mittel der Exposition. Sie lädt ein, genau hinzuschauen, nicht nur auf die Auslöser meiner Angst, sondern auch auf die Angst selbst. Wie fühlt sich Angst eigentlich an? Was passiert in meinem Körper? Welche Gedanken entstehen, wenn ich Angst habe? Es geht um Erlebnisbereitschaft: Ich bin bereit, meine Angst zu erleben, auch wenn das nicht schön ist. Eine Teilnehmerin eines Achtsamkeitskurses beschrieb ihre Strategie im Umgang mit unangenehmen Gefühlen mit den Worten »Augen zu und durch«. Die achtsame Formulierung wäre »Augen auf und durch«.

Das Gegenteil – die Erlebnisvermeidung – führt bekanntermaßen zu einer Verschlimmerung der Angsterkrankung. Vermeidungsverhalten verstärkt sich selbst. Ich denke: »Wenn ich nicht aus der Situation gegangen wäre, hätte ich die Angst nicht ausgehalten.«Wenn wir diesen Gedanken glauben, werden wir beim nächsten Mal natürlich wieder eine angstbesetzte Situation verlassen. Das kann unseren Alltag extrem einschränken.

In der ACT geht es darum, auch mit Angst handlungsfähig zu bleiben. Auch wenn das Gefühl der Angst nicht schön ist, kann ich dennoch ein den eigenen Werten entsprechendes Leben zu führen. Und: Wird die Intensität der Angst durch die Gewöhnung an den auslösenden Reiz geringer, ist das schön. Diesen Effekt nehmen wir gerne mit. ACT zielt aber vor allen Dingen darauf ab, den Alltag massiv einschränkende Vermeidungsverhalten aufzugeben.

Suchterkrankungen Der Impuls zum Konsum von Alkohol oder Drogen kann vom Anblick des Suchtmittels oder auch nur von dem Gedanken daran ausgelöst werden. Dass zwischen Impuls und Konsumverhalten eine Entscheidung steht, wird oft gar nicht mehr erkannt. Der indische Philosoph Jiddu Krishnamurti beschreibt Achtsamkeit als »ein aufmerksames Beobachten, ein Gewahrsein, das völlig frei von Motiven oder Wünschen ist, ein Beobachten ohne jegliche Interpretation oder Verzerrung.« Er sagt weiter, dass beobachten, ohne zu bewerten die höchste Form menschlicher Intelligenz ist (vgl. Rosenberg 2016, S. 40). Dieser Hinweis soll die Schwierigkeiten im Umgang mit unseren Gedanken unterstreichen, es ist schwierig, aber möglich, dem Impuls zum Suchtmittelkonsum nicht nachzugeben. Durch Achtsamkeit kann der Impuls zum Konsum sichtbar gemacht werden. Er kann wahrgenommen und untersucht werden. Welche Gedanken löst der Impuls aus, welche Gefühle und Körperempfindungen? Im besten Fall kann der Konsum des Suchtmittels durch eine gesündere Alternative ersetzt werden.

Eine Studie zur achtsamkeitsbasierten Rückfallprävention (MBRP: Mindfulness-Based Relapse Prevention) ergab, dass bei den Teilnehmenden des

Programms das Suchtverlangen und die Anzahl der »Konsumtage« innerhalb von vier Monaten nach Abschluss signifikant niedriger waren als in der Kontrollgruppe. Danach war allerdings kein signifikanter Unterschied mehr nachweisbar (HAMMER & KNUF 2013, S. 202f.).

Traumafolgestörungen Achtsamkeitsbasierte Verfahren können sich auch bei traumatisierten Menschen sehr positiv auswirken. »Das Ziel der Traumabehandlung ist, den Klienten zu helfen, in der Gegenwart zu leben, ohne durch alte Gefühls- und Verhaltensmuster dabei zu sehr gestört zu werden« (HAMMER & KNUF 2013, S. 108). Der Gegenwartsbezug der Achtsamkeit ist hier also sogar Behandlungsziel. Die Gegenwart kann auch der Ausweg aus einer akuten Dissoziation sein. Bitten Sie die betroffene Person z.B. einen kleinen Ball zu fangen. Diese »Konfrontation« mit der Gegenwart (fliegender Ball) kann ausreichen, um die Dissoziation zu beenden.

Im Folgenden möchte ich Ihnen nun ein Programm vorstellen, in dem Menschen mit psychischen Erkrankungen sozusagen mit den Grundzügen einer achtsamkeitsbasierten Haltung vertraut gemacht werden.

»Achtsamkeit erleben«: Zielgruppe, Zielsetzung und Materialien

»Achtsamkeit erleben« ist ein strukturiertes Gruppenprogramm. Vorgesehen sind insgesamt 10 Einheiten à 90 Minuten. Da es bei dem Programm eher um einen Einstieg in das Thema »Achtsamkeit« geht, kann der Turnus und die Kursdauer an die Anforderungen der Einrichtung angepasst werden. Zwischen den Einheiten sollte aber nach Möglichkeit nicht mehr als eine Woche vergehen. Eine Pause von 5–10 Minuten ist eingerechnet; sie hat auf dem Moderationsplan einen festen Platz, wird in den Beschreibungen der Einheiten aber nicht erwähnt, da die Gruppenleitung die Pause auch an anderer Stelle machen kann.

Die Einheiten sind gleich strukturiert. Je Einheit gibt es eine bestimmte Übung, die insgesamt dreimal durchgeführt wird: zu Beginn, in der Mitte und zum Abschluss der Einheit. Dazwischen werden theoretische Inhalte erarbeitet.

Es gibt insgesamt sechs Themenblöcke:

- Autopilot (Einheit 1 und 2)
- Innerer Beobachter (Einheit 3 und 4)
- Der aktuelle Moment (Einheit 5)
- Erlebnisbereitschaft (Einheit 6 und 7)
- Gefühle erleben (Einheit 8)
- Akzeptanz (Einheit 9)
- Selbstmitgefühl (Einheit 10)

Die Themenblöcke bauen nicht aufeinander auf, sodass ein Einstieg in die laufende Gruppe jederzeit möglich ist. Die Bedeutung von Achtsamkeit sollte dann mit den neuen Teilnehmenden (siehe Arbeitsblatt 4) jeweils kurz besprochen werden. Das kann selbstverständlich während der Einheit erfolgen. Von der Wiederholung profitieren auch die übrigen Teilnehmenden.

Zu jeder Einheit können Sie einen Moderationsplan ausdrucken, auf dem alle Inhalte der jeweiligen Einheit stichwortartig zusammengefasst sind. Dieser strukturiert und erleichtert die Leitung der Gruppe für Sie.

Wie bereits erwähnt ist die Intention von »Achtsamkeit erleben« ein Einstieg in das Thema. Es soll im besten Fall »Lust auf mehr« machen. Es stellt keine therapeutische Intervention dar. Sie hat vielmehr eher edukativen Charakter. Einen ausführlichen Überblick über achtsamkeitsbasierte, therapeutische Interventionen kann das Buch »Die Entdeckung der Achtsamkeit in der Arbeit mit psychisch erkrankten Menschen« (Hammer & Knuf 2013) liefern.

Zielgruppe

»Achtsamkeit erleben« ist diagnosenübergreifend einsetzbar. Es soll den Teilnehmenden unabhängig von ihren psychischen Fähigkeiten und Einschränkungen einen Einblick in das Thema Achtsamkeit geben. Das macht den Einsatz in verschiedensten Einrichtungen möglich.

Die Teilnehmenden sollten lesen und schreiben können und in der Lage sein, an einer etwa 90-minütigen Gruppensitzung inklusive Pause teilzunehmen. Bei der Gestaltung der Einheiten wurde auf Abwechslung geachtet. Die Teilnehmenden werden aktiv in die Erarbeitung der Themen einbezogen. Längere Monologe der Gruppenleitung sind nicht vorgesehen.

Das Programm wurde für die Nutzung in einer rehabilitativen Einrichtung für Menschen mit psychischen Erkrankungen entwickelt. Eingesetzt wird es dort im Werkstattbereich. In dieser Einrichtung ist das gesamte Spektrum an psychischen Erkrankungen vertreten. Das Konzept wurde vor diesem Hintergrund erstellt. Die Gruppe »Achtsamkeit erleben« wurde mehrfach durchgeführt, die Erfahrungen wurden eingearbeitet und das Konzept entsprechend weiterentwickelt.

Ich halte den Einsatz in verschiedenen Einrichtungen der Sozialpsychiatrie für möglich: Wohngruppen, Tagesstätten, psychosoziale Hilfen, Selbsthilfegruppen, Peer-Arbeit usw. Aber auch den Einsatz in Kliniken kann ich mir gut vorstellen. Gerade dort werden vielfach Achtsamkeitsgruppen angeboten, die sich auf das Üben beschränken. Aber auch die strukturierte, niedrigschwellige und fundierte Erarbeitung der theoretischen Hintergründe des Achtsamkeitskonzeptes ist für eine nachhaltige Verankerung wichtig.

Unterlagen für die Teilnehmenden

Die Unterlagen für die Teilnehmenden können über die Internetseite https://psychiatrie-verlag.de/product/achtsamkeit-erleben/ heruntergeladen und für Ihre Teilnehmenden ausgedruckt werden.

Das Passwort lautet »Achtsamkeit vermitteln«. Als Besitzer dieses Buches sind Sie zum Download berechtigt. Bitte geben Sie die Unterlagen nicht an andere Einrichtungen weiter. In dem Konzept steckt viel Arbeit und ich würde mich freuen, wenn diese Arbeit durch den Kauf einer Ausgabe dieses Buches honoriert wird.

Die Teilnehmenden sollten einen Ordner oder Hefter bekommen, in den sie die Unterlagen einheften können. Bestenfalls mit Trennblättern für die verschiedenen Arten von Unterlagen. Eine Vorlage für Trennblätter zum Ausdrucken finden Sie ebenfalls im Downloadbereich dieses Buches.

Die Teilnehmenden erhalten folgende Unterlagen:

- 39 Arbeitsblätter
- 10 Übungsanleitungen
- 10 Aufgabenblätter
- 10 Erinnerungskarten für die Aufgaben

Arbeitsblätter

Alle Teilnehmenden der Gruppe »Achtsamkeit erleben« erhalten einen Satz Arbeitsblätter. Ob Sie als Kursleitung die Unterlagen zu Beginn komplett oder pro Einheit austeilen, ist von den Teilnehmenden abhängig. Am besten sammeln Sie hier eigene Erfahrungen. Ich teile die Arbeitsblätter zu Kursbeginn komplett aus und die übrigen Unterlagen in der jeweiligen Einheit.

Die Inhalte sind so aufgebaut, dass sie leicht lesbar sind. Orientiert habe ich mich bei der Erstellung an den Hinweisen der Publikation »Leichte Sprache – Ein Ratgeber« des Bundesministeriums für Arbeit und Soziales (Stand April 2014 [unveränderter Nachdruck 2019], Bestellnummer: A 752). Damit möchte ich erreichen, dass die Arbeitsblätter von möglichst vielen Menschen genutzt werden können. Insbesondere psychische Erkrankungen sind häufig mit Konzentrationsschwierigkeiten verbunden. Durch die »leichte Sprache« soll erreicht werden, dass die Informationen allgemeinverständlich sind und schnell erfasst werden können.

Die Arbeitsblätter enthalten Informationen und Platz für eigene Notizen. Die Informationen werden wie im Moderationsplan angegeben vermittelt. Teilweise werden im Rahmen der Gruppe zu verschiedenen Themen Brainstormings durchgeführt und die Antworten aller Teilnehmenden auf einem Whiteboard notiert. In die Abschnitte für Notizen können die Teilnehmenden Beispiele, Anmerkungen, Bemerkungen aufnehmen, die für sie persönlich besonders eindeutig und treffend sind. Es mag naheliegen, das Whiteboard einfach »abzuschreiben«, aber dafür ist der Platz nicht vorgesehen.

Die Inhalte der Arbeitsblätter werden im Trainingsmanual der jeweiligen Einheit näher beschrieben und sind dort mit einer Quellenangabe versehen. So können Sie sich für die Moderation intensiver mit den Themen beschäftigen und sind auf mögliche Fragen vorbereitet.

Übungen

Die Übungsanleitungen liegen ebenfalls in leichter Sprache vor. Sie werden jeweils unmittelbar vor der Durchführung gemeinsam kurz erarbeitet. Die Teilnehmenden erfahren so, was in der Übung auf sie zukommt.

Zusätzlich werden die Übungen von der Gruppenleitung angeleitet. Dafür gibt es absichtlich kein »Skript«. Machen Sie sich mit der Übung vertraut und leiten Sie diese in eigenen Worten an. Es steht Ihnen selbstverständlich frei, sich Notizen zu machen, damit einzelne Punkte nicht vergessen werden. Das Ablesen ganzer Übungen, womöglich noch von einer anderen Person vorformuliert, wirkt oft steril und unpersönlich. Wenn Sie unsicher sind, bietet es sich an, die Anleitung mit dem Smartphone oder Ähnlichem aufzuzeichnen und die Übung anschließend anhand dieser Aufzeichnung selbst durchzuführen.

Für jede Einheit ist die Einführung einer neuen Übung vorgesehen:

- Achtsames Gehen (Einheit 1)
- Fußsohlenmeditation (Einheit 2)
- Körper beobachten (Einheit 3)
- Atem betrachten (Einheit 4)
- 5-4-3-2-1-Übung (Einheit 5)
- Achtsam essen (Einheit 6)
- Eiswürfelübung (Einheit 7)

- Achtsames Hören (Einheit 8)
- Darf da sein (Einheit 9)
- Den Körper mitfühlend beobachten (Einheit 10)

Die Teilnehmenden sollten wissen, dass sie die Übung jederzeit abbrechen können. Da die Übungen nur etwa 10 Minuten dauern, können Sie vorschlagen, dass die Teilnehmenden ruhig an ihrem Platz auf das Ende der Übung warten. Falls es doch notwendig werden sollte, den Raum zu verlassen, ist es gut, vorher festzulegen, wo sich die Teilnehmenden aufhalten können. Bitten Sie darum, dass niemand einfach nach Hause geht, damit sich die Gruppenleitung nach dem Befinden erkundigen und gegebenenfalls Unterstützung anbieten kann.

Informieren Sie die Teilnehmenden, dass keine absolute Stille für die Übung erforderlich ist. »Es gibt keine Störungen, nur Reaktionen auf Ereignisse.« Diesen Satz habe ich von einer Meditationslehrerin gelernt. Er beschreibt für mich den Kern von Achtsamkeit. Wir nehmen wahr, was gerade da ist. Alles darf da sein. Erst durch unsere gedankliche Bewertung wird ein Ereignis zur Störung. Es bietet sich an, solche Ereignisse in die Übung einzubauen. Zum Beispiel: »Und wenn Sie durch das Flugzeug abgelenkt sind, ist das ganz normal. Unser Gehirn funktioniert so. Lenken Sie Ihre Aufmerksamkeit einfach wieder zurück auf Ihren Atem.«

Ereignisse, die auf Teilnehmende zurückgehen, z.B. der Hustenanfall, das Bauchgrummeln, ein Gähnen, das Handy, können in die Reflexion eingebaut werden. Viele Menschen schämen sich oder fühlen sich schuldig, dass sie »gestört« haben. In der Reflexion wird meist das Mitgefühl der anderen Teilnehmenden deutlich. Gähnen und Bauchgrummeln können von der Gruppenleitung als typische Entspannungszeichen benannt werden. Entspannung ist zwar nicht das Ziel einer Achtsamkeitsübung, aber ein Nebeneffekt, den wir gerne mitnehmen.

Die meisten Übungen können in verschiedenen Körperhaltungen durchgeführt werden: Stehen, Sitzen, Liegen, Gehen. Diese können die Teilnehmenden grundsätzlich frei wählen.

Diagnosenspezifische Einschränkungen der Körperübungen

Eine liegende Körperhaltung wirkt auf viele Menschen entspannend. Sie kann aber auch ein Gefühl des Ausgeliefertseins und der Ohnmacht auslösen. Insbesondere Menschen, die in ihrem Leben mit traumatischen Erlebnissen konfrontiert waren, sollten nach Möglichkeit eher in aufrechter sitzender oder stehender

Körperhaltung üben. Diese Körperhaltung vermittelt ein Gefühl von Kontrolle über die Situation. Für Menschen mit traumaassoziierten Gefühlen ist ein möglichst hoher Grad an Kontrollerleben, Transparenz und Vorhersehbarkeit wichtig (vgl. KNUF 2020b, S. 74). Am besten sprechen Sie die Problematik vor der Durchführung jeder Übung an, vor allem, wenn Neulinge dabei sind.

Menschen mit Traumaerfahrung waren »mit einem Ereignis konfrontiert, das den Tod, Todesbedrohung oder eine ernsthafte Bedrohung der physischen Integrität von sich selbst oder anderen Menschen zum Inhalt hatte« (HAMMER & PLÖSSL 2012, S. 233). Sie waren also einer Situation ausgesetzt, in der sie sich ausgeliefert und ohnmächtig gefühlt haben. In der Folge können in Situationen, in denen dieses Gefühl – wenn auch nur in Ansätzen – auftritt, traumaspezifische Zustände (z. B. Dissoziationen) ausgelöst werden.

Die Körperhaltung kann gegebenenfalls auch bei Menschen mit depressiven Erfahrungen eine Rolle spielen. Das Erleben von Ohnmacht und Ausgeliefertsein kann die depressiven Gedankenmuster unterstützen und verfestigen. Im Rahmen der MBCT – einer achtsamkeitsbasierten Intervention für Menschen mit Depressionserfahrung – wird auch deshalb überwiegend in einer »würdevollen Sitzhaltung« (WILLIAMS u.a. 2007, S. 186) meditiert:

> Der Po wird durch ein Kissen (auf dem Boden oder einem Stuhl) unterstützt.
> Der Rücken stützt sich selbst (nicht anlehnen).
> Die Knie sind tiefer als die Hüften.
> Füße stehen flach auf dem Boden auf, die Beine nicht übereinanderschlagen.
> Sie nehmen eine Haltung ein, die für Sie ein Gefühl von Würde ausstrahlt.
> Experimentieren Sie mit Ihrer Haltung! Sie sollten eine Zeit lang angenehm so sitzen können. (WILLIAMS u.a. 2007, S. 171)

Es lohnt sich, in die Phase des Experimentierens ein wenig Zeit zu investieren, insbesondere für Anfänger. Es kann helfen, Bewegung in die Regionen des Körpers zu bringen, die häufig verspannt sind: Stirn, Augenpartie, Unterkiefer, Schultern, unterer Rücken, Beckenboden usw. Der Körper findet dann oft automatisch die optimale Sitzhaltung.

Auch geschlossene Augen können das Gefühl der Ohnmacht oder des Ausgeliefertseins fördern. Um bei offenen Augen die Konzentration auf die Übung zu unterstützen, können die Augen für die Übung »unscharf« gestellt werden oder die Teilnehmenden fixieren einen bestimmten Punkt während der Übung, um visuelle Ablenkungen auszublenden. Selbstverständlich können die Teilnehmenden auch während der Übungen jederzeit die Augen öffnen.

Die Übungen in »Achtsamkeit erleben« sind auf eine Dauer von 10 Minuten beschränkt. Das soll den Einstieg in die Achtsamkeitspraxis erleichtern. In Programmen wie MBCT oder MBSR wird bis zu einer Stunde meditiert. Für den Einstieg finde ich das sehr lange und dies ist bei manchen psychischen Erkrankungen sogar kontraindiziert.

Es kann vorkommen, »dass Formen intensiver Meditation und von Yoga psychotische Episoden auslösen, und zwar wahrscheinlicher bei Menschen, die für eine Psychose anfällig sind« (Hammer & Knuf 2013, S. 139). Nach Erfahrung der Autoren sind zehn Minuten das Äußerste für einen sinnvollen Einsatz bei Personen mit psychotischen Erfahrungen (Hammer & Knuf 2013, S. 144).

Teilnehmende, die ihren Körper negativ bewerten, was beispielsweise bei Essstörungen und Traumatisierungen der Fall sein kann, fällt es manchmal schwer, die Übungen »Körper beobachten« und »Atem betrachten« durchzuführen. Für sie ist es oft leichter, in Bewegung zu üben. Falls die Übungen für Betroffene nicht durchführbar sind, kann das achtsame Gehen als Alternative vorgeschlagen werden. Auch die Fußsohlenmeditation fällt oft leichter. Diese Übungen könnten dann in einem Nebenraum oder im Flur geübt werden, falls die Teilnehmenden von der Anleitung für den Rest der Gruppe abgelenkt werden.

Jede Übung wird im Anschluss gemeinsam reflektiert. Die Gruppenleitung unterstützt die Reflexion durch eigene Erfahrungen und eigenes Wissen. Die Reflexion in der Gruppe dient vor allen Dingen dazu, offene Fragen der Teilnehmenden zum Übungsablauf und zu bestimmten Erfahrungen zu klären.

»Beim letzten Mal hat es sich anders angefühlt.«

Viele Menschen haben eine klare Vorstellung, wie sich eine Achtsamkeitsübung »anfühlen« sollte. Wenn es sich dann nicht so anfühlt, fragen sie sich, »Was stimmt nicht mit mir?« oder sagen sich »Ich kann das einfach nicht.« (Germer u.a. 2013, S. 163)

Sie erwarten auch Entspannung. Eine Achtsamkeitsübung ist aber keine Entspannungsübung. Sie hat nicht Entspannung als Ziel. Sie hat gar kein Ziel. Wir befinden uns nicht im Tun-Modus, der Ziele kennt, sondern im Sein-Modus: Wir nehmen also einfach wahr, was da ist, und lassen es da sein. Ist da Entspannung? O.K.! Ist da Anspannung? O.K.! Ist da Müdigkeit? O.K.! Ist da Langeweile? O.K.!

»Was mache ich bei Ablenkungen?«
Ablenkungen gehören zur Übung und kommen bei allen Menschen vor. Unser Geist funktioniert so. Ein Geräusch könnte Gefahr bedeuten. Sobald Sie Ihre Aufmerksamkeit zurück auf die Übung lenken, praktizieren Sie Achtsamkeit, denn die Aufmerksamkeitslenkung ist Teil der Übung. Freuen Sie sich über jede Gelegenheit zum Üben!

»Heute funktioniert es nicht.«
Es funktioniert immer und nie. Es muss nichts funktionieren. Wir haben kein Ziel während der Übungsphase. Das bedeutet aber nicht, dass man eine Übung in jedem Fall »bis zum Ende« durchführen muss. Alle Teilnehmenden haben jederzeit die Möglichkeit, aus der Übung auszusteigen oder auch wieder einzusteigen. Das ist die ganz bewusste Entscheidung eines jeden Einzelnen.
Es kann eine wertvolle Erfahrung sein, unangenehme Gefühle oder Gedanken während einer Übung »auszuhalten«, sogar genauer hinzuschauen, was da eigentlich los ist. Aber auch diese Entscheidung treffen die Übenden ganz individuell und bewusst.

Insbesondere Menschen, die hohe Erwartungen an sich haben, sind anfällig für solche Bewertungen der Übungen bzw. der Übungserfahrungen. Hier kann noch einmal deutlich gesagt werden: Es gibt bei einer Achtsamkeitsübung nichts zu erreichen. Es geht einzig und allein darum, das wahrzunehmen, was ist, und es so sein zu lassen, wie es ist. Es geht darum, sich mit dem eigenen Körper und Geist vertraut zu machen. Zu beobachten, zu erforschen, zu entdecken. Selbst Langeweile lässt sich erforschen oder Ungeduld. Wie fühlt sich das an? Im Körper? Welche Gedanken produziert mein Gehirn, wenn mir langweilig ist? Welche Gefühle treten auf?

Aufgaben

Die Teilnehmenden erhalten Aufgaben, die sie zwischen den Einheiten erledigen können. Die Aufgabenblätter enthalten eine klare Beschreibung der Aufgabe sowie Raum für Notizen (Erfahrungen, Fragen, Anmerkungen usw.).

Das Wort »Hausaufgaben« sollte möglichst vermieden werden, da es für viele eher negativ belegt ist. Folgende Formulierungen sind denkbar: »Kleiner Urlaub«, »Time in«, »Zeit für mich« (Germer u.a. 2013, S. 138). Vielleicht finden Sie eine Formulierung, die besser zu Ihrer Einrichtung passt.

Die Aufgaben sind freiwillig. »Achtsamkeit erleben« soll einen Einblick in das Achtsamkeitskonzept geben. Es soll auf keinen Fall abschrecken. Ich kann aus eigener Erfahrung berichten, dass sehr viel Überzeugungsarbeit notwendig war, bis ich selbst angefangen habe zu üben. Ich musste sehr viele Bücher lesen, Fortbildungen und Kurse besuchen, bis ich eine regelmäßige Übungspraxis zu schätzen lernte. Übungsdruck hätte mich persönlich eher von dem Konzept weg- als hingeführt. »Achtsamkeit erleben« soll Achtsamkeitserfahrungen vermitteln, ohne dabei Druck auszuüben.

Ich möchte allerdings betonen, dass dies meine Einschätzung ist. Sie kennen Ihre Einrichtung und Ihre Klienten und Klientinnen besser als ich. Wenn Sie zu der Einschätzung gelangen, dass die Erledigung der Aufgaben verpflichtend sein sollte, können Sie dies selbstverständlich auch so handhaben. Ferner besteht die Möglichkeit, mit einzelnen Teilnehmenden eine Verpflichtung zu vereinbaren, insbesondere wenn diese selbst von sich sagen, dass sie »den Druck brauchen«.

Die Aufgaben sollten in jeder Stunde reflektiert werden. Um auch hier keinen Druck aufzubauen, hat sich die Frage bewährt, ob es noch Fragen oder Erfahrungen zu den Aufgaben gibt, die in der Gruppe geteilt werden wollen.

Erinnerungskarten

Die Erinnerungskarten können den Teilnehmenden ausgehändigt werden. Sie enthalten einen kurzen Hinweis zur Aufgabe. Die Druckvorlage kann ausgedruckt, laminiert und dann ausgeschnitten werden. Es ist nicht notwendig, die Karten einzeln zu laminieren. Die Laminierfolie verklebt mit dem Papier. Die Ecken sollten beim Ausschneiden etwas abgerundet werden, um Verletzungsgefahr zu vermeiden.

Das Gruppenmanual »Achtsamkeit erleben

Informationsmaterialien

ARBEJTSBLATT 1 **Achtsamkeit erleben**

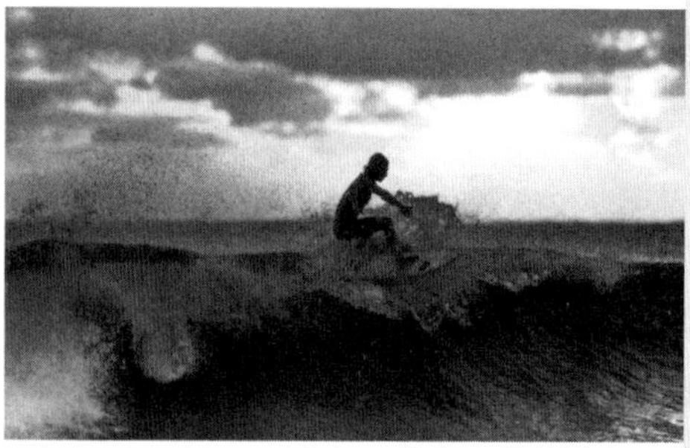

»Du kannst die Wellen nicht aufhalten ...
aber du kannst surfen lernen!«
Jon Kabat-Zinn

Menschen, die Achtsamkeit üben, sagen:
»Jch genieße besser und intensiver.«
»Jch handele bewusster und überlegter.«
»Jch grübele weniger.«
»Jch bin weniger gestresst.«

Quelle
KABAT-ZINN, J. (2016): Mindfulness for Beginners. Boulder, Colorado: Sounds true.

ARBEJTSBLATT 2 **Jnformationen zum Angebot »Achtsamkeit erleben«**

Jnhalt
Sie erweitern Jhr Wissen über Achtsamkeit.
Sie üben in der Gruppe.
Sie erhalten Anregungen für Jhren Alltag.

Termine
Die Termine dauern 90 Minuten.
Es gibt eine Pause.
Die Termine finden ...... Mal pro Woche statt.
Wir treffen uns insgesamt 10 Mal.
Der Kurs beginnt am .... um ......:...... Uhr und endet um ......:...... Uhr.

Wochenaufgaben
Es gibt Aufgaben für die Zeit zwischen den Terminen.
Diese dauern höchstens 15 Minuten pro Tag.

Die Arbeitsblätter 1 und 2 können vor Kursbeginn an die Teilnehmenden ausgegeben werden.

Einheit 1 – Autopilot I

MODERATIONSPLAN 1 **Einheit 1 Autopilot I**

Zeit	Inhalt	Methode	Material
10 Min.	Begrüßung + Vorstellungsrunde Name Ggf. Abteilung, Station, Haus ... Erfahrungen mit Achtsamkeit	Plenum	Bogen 1 Arbeitsblatt 3
10 Min.	Achtsamkeitsbegriff erklären Leitfrage: »Wann sind Sie achtsam?«	Vortrag + Brainstorming	Arbeitsblatt 4
5 Min.	Konzept des Autopiloten	Kurzvortrag	Arbeitsblatt 5
10 Min.	Gang beschreiben	Gruppenarbeit	Arbeitsblatt 6
10 Min.	Achtsames Gehen mit Reflexion	Angeleitete Übung + Plenum	Übung 1
10 Min.	Pause		
5 Min.	Wirkung des Autopiloten	Plenum + Vortrag	Arbeitsblatt 7
10 Min.	Achtsames Gehen mit Reflexion	Angeleitete Übung + Plenum	Übung 1

Zeit	Inhalt	Methode	Material
5 Min.	Eigene Erfahrungen mit dem Autopiloten Leitfrage: »In welchen Situationen ist Ihr Autopilot aktiv?«	Brainstorming	Whiteboard
5 Min.	Aufgabe bis zum nächsten Mal: »Achten Sie darauf, wann Ihr Autopilot aktiv war!«	Plenum	Aufgabe 1 + Erinnerungskarten
10 Min.	Achtsames Gehen	Angeleitete Übung	Übung 1
	Einheit reflektieren: »Fragen? Was war gut? Was nicht?«	Plenum	

Begrüßung und Vorstellungsrunde

»Achtsamkeit erleben« kann als geschlossene oder offene Gruppe durchgeführt werden. Eine geschlossene Gruppe startet mit dieser Einheit und verändert sich nicht mehr. In eine offene Gruppe können Teilnehmende jeweils zum Beginn eines neuen Themenblocks einsteigen.

Die Gruppenleitung und die Teilnehmenden stellen sich zunächst kurz vor. Je nach Setting können verschiedene Bereiche abgefragt werden. Beispielsweise:

- Name
- Erfahrungen mit Achtsamkeit
- Wünsche an die Kursleitung
- Wünsche an die Teilnehmenden

Von der Kursleitung erfolgen diese ergänzenden Hinweise:

Freiwilligkeit Im Rahmen der Gruppe können die Teilnehmenden persönliche Informationen teilen und besprechen. Dies erfolgt absolut freiwillig. Die Teilnehmenden können sich selbst überlegen, welche Informationen sie wann teilen möchten.

Verschwiegenheit Personenbezogene Daten dürfen nicht nach außen getragen werden. Darauf sollte sich die Gruppe einigen.

Gruppenzeiten Die Termine der einzelnen Einheiten sollten den Teilnehmenden bekannt sein. Pünktlichkeit ist erwünscht. In der Gruppenzeit werden Übungen gegebenenfalls mit geschlossenen Augen durchgeführt. Für Einsteiger kann es störend sein, wenn während einer Übung andere Teilnehmende den Raum betreten.

Diese Hinweise finden Sie zusammengefasst auf Arbeitsblatt 3, Die Gruppenregeln. Die Hinweise können damit schriftlich vor oder bei der Anmeldung erfolgen. In diesem Fall reicht ein kurzer Hinweis durch die Gruppenleitung. Dies empfiehlt sich besonders, wenn das Angebot als offene Gruppe durchgeführt wird.

Vor Beginn kann der Fragebogen »Ein paar Fragen an Sie« von den Teilnehmenden ausgefüllt werden.

BOGEN 1 Ein paar Fragen an Sie

Bitte vor Beginn des Kurses ausfüllen! Datum: ....

Wie hoch ist Jhr Jnteresse am Thema »Achtsamkeit«?

0	1	2	3	4	5

kein Jnteresse — sehr hoch

Wie schätzen Sie Jhr Wissen zum Thema »Achtsamkeit« ein?

0	1	2	3	4	5

Jch weiß nichts darüber — Jch weiß sehr viel darüber

\+

Welche Erwartungen und Wünsche haben Sie an das Seminar?

....

....

....

....

....

....

....

....

....

ARBEJTSBLATT 3 Die Gruppenregeln

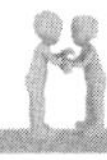

Sie arbeiten mit, wenn Sie wollen
Sie entscheiden selbst, wie Sie in der Gruppe mitarbeiten.
Sie können Übungen auslassen.
Oder zu bestimmten Themen nichts sagen.
Die Mitarbeit ist freiwillig.

Schweigepflicht
Persönliche Dinge werden nicht weitererzählt.
Das ist Voraussetzung für die Teilnahme.
Damit sind auch Namen gemeint.
Oder wie oft jemand teilnimmt.

Pünktlichkeit
Bei den Terminen werden Übungen gemacht.
Manche Menschen wollen dabei die Augen schließen.
Es kann stören, wenn während der Übung jemand reinkommt.

Achtsamkeitsbegriff erklären

10

Mit den Teilnehmenden wird zunächst der Achtsamkeitsbegriff erarbeitet.

Die auf Arbeitsblatt 4 angeführte Beschreibung von Achtsamkeit orientiert sich an der Definition von Jon Kabat-Zinn (nach Hammer & Knuf 2013, S. 18f.): Achtsamkeit ist eine bestimmte Form der Aufmerksamkeit, wobei die Aufmerksamkeit:

- auf das aktuelle Erleben des aktuellen Augenblicks gerichtet,
- absichtsvoll sowie
- nichtwertend ist.

Die Gruppenleitung bespricht die Version von Arbeitsblatt 4 mit den Teilnehmenden.

ARBEITSBLATT 4 **Was ist Achtsamkeit?**

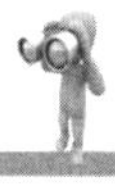

Sie sind voll und ganz bei der Sache.

Achtsamkeit findet im aktuellen Moment statt.
Es geht um das Hier und Jetzt.
Sie nehmen wahr, was jetzt da ist.

Sie erlauben dem Moment zu sein, wie er ist.
Körperempfindungen, Gedanken, Gefühle.
Alles darf in diesem Moment da sein.

Ablenkungen sind normal.
Unser Gehirn funktioniert so.
Sie lenken dann Jhre Aufmerksamkeit einfach wieder zurück.

Wann sind Sie achtsam?

....

....

....

....

....

....

....

Beispiele Zur Verdeutlichung der einzelnen Elemente können genannt werden:

Aktueller Moment
Beim Gehen achte ich nur auf den aktuellen Schritt. Der vorherige Schritt ist Vergangenheit. Der nächste Schritt (oder gar der lange Weg, der noch vor mir liegt) ist Zukunft. Es geht nur um diesen einen Schritt. Und dann um den nächsten.
Beim Essen achte ich nur auf den Bissen, den ich gerade im Mund habe.
Beim Atmen achte ich nur auf den aktuellen Atemzug.

Der aktuelle Moment ist Thema der Einheit 5. Darauf kann verwiesen werden.

Den Moment sein lassen
Beim Gehen achte ich darauf, was meine Füße, meine Beine, meine Hüfte, mein Körper in diesem Moment tun. Ich muss meinen Gang nicht verändern oder ihn verbessern. Ich nehme nur wahr, was gerade da ist.
Beim Essen nehme ich wahr, was ich gerade im Mund habe. Wie fühlt es sich an? Wie riecht es? Wie schmeckt es? Ich muss es nicht mögen. Ich erforsche mit meinen Sinnen, was da gerade in meinem Mund passiert. Als würde ich zum ersten Mal essen.

In der Definition von Jon Kabat-Zinn wird dieses Merkmal als »nichtwertend« oder als »nichturteilend« (non-judgementally) beschrieben. Dieser Begriff kann meines Erachtens (vor allem in der deutschen Übersetzung) Missverständnisse und Druck hervorrufen, vor allem bei Menschen mit hohen Anforderungen an sich selbst. Sie würden zwangsläufig anfangen, sich dafür zu verurteilen, dass sie »schon wieder bewertet« haben.

Die nahezu automatische Bewertung von Empfindungen ist eine evolutionäre Errungenschaft unseres Gehirns. Sie ist überlebenswichtig. In Gefahrensituationen muss ich in Sekundenbruchteilen reagieren und kann nicht lange überlegen. Achtsamkeit ist kein Weg, die Funktionsweise unseres Gehirns zu verändern, sondern vielmehr sich mit ihr vertraut zu machen. Wir können bewusst wahrnehmen, dass eine Bewertung stattgefunden hat. Dieses Bewusstsein schafft Abstand von den Inhalten unserer Bewertungen. Unser Gehirn erkennt, dass eine Bewertung stattgefunden hat, der ich glauben kann oder nicht. Es ist eine Bewertung, keine Wahrheit.

Christopher Germer und Kollegen (2016, S. 7) beschreiben Achtsamkeit so: »Das aktuelle Erlebnis bewusst und akzeptierend wahrnehmen.«

Eine einfache Formulierung, die sich auch für die mündliche Anleitung anbietet, wäre zum Beispiel: »Alles, was ich in diesem Moment erlebe, darf da sein. Ich muss es nicht mögen. Ich erlaube ihm lediglich, da zu sein.«

Mit den beiden letzten Sätzen wird klargestellt, dass mit der Formulierung »darf da sein« nicht gemeint ist, aus einer negativen Bewertung eine positive zu machen.

Absichtsvolle Aufmerksamkeitslenkung

Ich bemerke beim Gehen, dass meine Gedanken die Kontrolle übernommen haben. Ich nehme nicht mehr die Bewegungen wahr, sondern stelle mir vor, wie weit der Weg noch ist. Das frustriert mich. Sobald ich die Ablenkung bemerke, ist das ein achtsamer Moment. Lenke ich die Aufmerksamkeit dann zurück auf den aktuellen Schritt, bin ich achtsam.

Beim Essen nehme ich nicht mehr den Geschmack wahr, sondern denke: »Der Termin später wird bestimmt anstrengend. Ich habe keine Lust auf dieses Gespräch …« Sobald ich bemerke, dass ich denke und nicht mehr schmecke, bin ich achtsam und lenke die Aufmerksamkeit wieder zurück auf die Empfindungen in meinem Mund.

Hinweis Die Normalität von Ablenkungen sollte deutlich werden. Unser Gehirn ist nicht dazu da, uns glücklich zu machen. Es ist dazu da, unser Überleben zu sichern. Deshalb reagiert es auf Geräusche, Gedanken, Bilder usw. Es prüft ständig, ob Gefahr droht. Wir können unserem Gehirn dafür dankbar sein. Es gibt keinen Grund, unser Gehirn oder uns selbst dafür zu verurteilen. Es ist seine Aufgabe, unser Überleben zu sichern. Wir lenken unsere Aufmerksamkeit einfach wieder zurück. Während wir das tun, sind wir achtsam.

Achtsamkeit bedeutet nicht, das Gehirn auszuschalten oder immer auf eine Sache konzentriert zu sein. Die Lenkung unserer Aufmerksamkeit ist fester Bestandteil von Achtsamkeit. Larry Rosenberg macht dies in seinen Leitlinien für ein achtsames Leben humorvoll deutlich (nach Williams u.a. 2007, S. 222f.):

1. Wenn möglich, tu nur eine Sache auf einmal.
2. Richte deine gesamte Aufmerksamkeit auf das, was du tust.
3. Wenn deine Gedanken abwandern, lenke sie zurück.

4. Wiederhole Schritt 3 mehrere Milliarden mal.
5. Untersuche deine Ablenkungen.

Weitere Definitionen von Achtsamkeit sind:
Das aktuelle Erlebnis bewusst und akzeptierend wahrnehmen (vgl. GERMER u.a. 2013, S. 7)
Zu wissen, was du erlebst, während du es erlebst (Guy Armstrong nach GERMER 2012, S. 56)

Diese Definitionen können zur besseren Umschreibung und Verständlichkeit gegebenenfalls mündlich vorgetragen werden. Sie lassen sich in der Kurzformel zusammenfassen: Wahrnehmen was ist.

Vor allem dienen diese Erläuterungen aber der Vorbereitung der Gruppenleitung. Sie müssen nicht vollständig in der Gruppe wiedergegeben oder besprochen werden.

Hinweis Achtsamkeit genau zu beschreiben oder zu definieren ist sehr schwierig, wenn nicht unmöglich. Achtsamkeit spielt sich auf der Erlebnisebene ab und ist so weit wie möglich von Denkprozessen befreit (GERMER u.a. 2013, S. 8). Daher kann es hilfreich sein, mehrere Beschreibungen zu nutzen, um die achtsame Haltung zu erklären.

Achtsamkeit ist Praxis. Es reicht nicht, die Definition von Achtsamkeit zu kennen und zu verstehen. Übung ist notwendig, um die Achtsamkeit in sein Leben zu integrieren.

Beispiel In Büchern kann ich nachlesen, wie unser Gehör funktioniert. Ich schlage die Saite einer Gitarre an. Die Vibration der Saite wird zu einer Welle, die mein Ohr auffängt und in Nervenimpulse umschaltet. Mein Gehirn konstruiert daraus einen Ton. Vielleicht weiß ich, dass verschiedene Saiten verschiedene Töne machen oder dass ich die Saite mit einem Finger »verkürzen« kann und dann ein höherer Ton entsteht. Dieses Wissen befähigt mich aber noch lange nicht, ein Lied zu spielen. Dazu ist Übung notwendig. Ist es nicht sogar umgekehrt so, dass ich den größten Teil dieses Wissens gar nicht brauche, um Gitarre spielen zu können?

Ähnlich verhält es sich mit Achtsamkeit. Übung ist notwendig. Aus diesem Grund werden in jeder Einheit Übungen angeboten. Es wird jeweils dieselbe Übung – teilweise leicht abgewandelt – dreimal durchgeführt. Durch die Übungen können die Teilnehmenden »Achtsamkeit erleben«, die achtsame Haltung besser verstehen und sie bestenfalls in den Alltag übertragen.

Wenn Teilnehmende an dieser Stelle noch verunsichert sind und noch kein klares Bild von Achtsamkeit haben, können Sie darauf hinweisen, dass das Ziel von »Achtsamkeit erleben« ist, das Konzept Achtsamkeit kennenzulernen. Mit jeder Einheit soll das Bild von Achtsamkeit klarer werden. Es ist nicht notwendig, jetzt schon alles »zu verstehen«. Dann bräuchten sie die weiteren Einheiten nicht zu besuchen.

Zur Verdeutlichung des Achtsamkeitsbegriffs werden die Teilnehmenden nach eigenen achtsamen Erfahrungen befragt:

Leitfrage »Wann sind Sie achtsam?«

Im Rahmen eines Brainstormings werden alle Beiträge der Teilnehmenden auf das Whiteboard notiert. Die Gruppenleitung achtet darauf, dass die Beiträge möglichst wortgetreu aufgeschrieben werden. Das erleichtert die Identifizierung mit dem Beitrag und regt zur weiteren Mitarbeit an, wenn die eigenen Aussagen nicht »zensiert« oder »verbessert« werden. Eine Bewertung der Beiträge findet weder durch die Gruppenleitung noch durch die anderen Teilnehmenden statt. Es werden alle Beiträge notiert. Assoziationen zu vorher gelieferten Beiträgen sind selbstverständlich erlaubt, z.B. Beitrag 1: »Beim Stricken bin ich voll und ganz bei der Sache.« Beitrag 2: »Und ich beim Häkeln.« Die Ergebnisse werden nach der Sammlung kurz diskutiert und von der Gruppenleitung zusammengefasst.

Hinweis Falls sich die Teilnehmenden zunächst schwertun, können typische oder eigene Beispiele der Gruppenleitung eingebracht werden:

- Letzte Woche war ich in einem Konzert. Ich habe mich nur auf die Musik konzentriert und habe an nichts anderes gedacht.
- Wenn ich im Chor singe.
- Auf der Slackline.
- Beim Yoga.

Die Sammlung achtsamer Momente kann in jeder Einheit erweitert werden durch eine kurze Runde am Anfang mit der Leitfrage: »Wann waren Sie in den vergangenen Tagen achtsam?« Dadurch wird automatisch der Achtsamkeitsbegriff wiederholt.

Konzept des Autopiloten

Anhand des Arbeitsblattes 5 wird der Autopilot kurz vorgestellt.

ARBEITSBLATT 5 **Autopilot I**

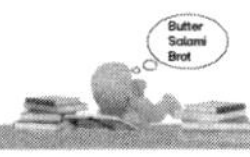

Sie lesen in einem Buch.
Sie schlagen auf die nächste Seite um.
Was stand auf der letzten Seite?
Sie wissen es nicht mehr.
Sie waren mit Jhren Gedanken woanders.
Obwohl Sie Wort für Wort gelesen haben.
Sie können nichts mehr über den Jnhalt sagen.

Hier hat Jhr Autopilot die Kontrolle übernommen.
Er handelt für uns, wenn wir nicht bei der Sache sind.

Eine Bekannte sagte dazu:
»Jch mache nicht, er macht mit mir.«
Wir sind geistig woanders.
Wir nehmen nicht richtig wahr.
Wir machen mehrere Sachen gleichzeitig.

Der Autopilot ist Teil vieler achtsamkeitsbasierter Konzepte. Wir werden von ihm »gesteuert«. »Wir erfassen und erleben gar nicht mehr bewusst oder nur halbbewusst, was wir tun. Das Verhalten ist durch Gewohnheiten gesteuert, die mehr oder weniger mechanisch ablaufen.« (Hammer & Knuf 2013, S. 31). »Ich mache nicht, es macht mit mir«, beschrieb eine Kollegin ihre Erfahrung mit dem Autopiloten.

Gang beschreiben

Zur Verdeutlichung dieses Prinzips werden die Teilnehmenden aufgefordert, in Partnerarbeit auf Arbeitsblatt 6 den menschlichen Gang zu beschreiben. Also eine Aktivität, die sie selbst täglich und automatisch ausführen.

Es geht nicht darum, die perfekte Beschreibung zu finden. Die Teilnehmenden sollen vielmehr die Erfahrung machen, dass es sehr schwer sein kann, etwas Alltägliches wie das Gehen zu beschreiben, weil wir es nicht bewusst tun, sondern im Autopilotmodus. Unser Bewusstsein beschäftigt sich eher mit dem Smartphone in der Hand oder der Verabredung, zu der wir unterwegs sind.

Wenigen Teilnehmenden fällt diese Aufgabe sehr schwer. Wenn Sie bemerken, dass Gruppen überhaupt nicht zurechtkommen, bietet es sich an, den Gang gemeinsam in der Großgruppe (am Whiteboard) zu erarbeiten.

ARBEITSBLATT 6 Den menschlichen Gang beschreiben

Beschreiben Sie bitte möglichst genau:
Welche Bewegungen macht Ihr Körper beim Gehen?
Welche Körperteile sind aktiv?
In welche Richtung bewegen sich die Körperteile?

Bitte bleiben Sie bei der Aufgabe sitzen!

Übung 1, Achtsames Gehen, mit Reflexion

Hier wird die Übung 1, Achtsames Gehen, durchgeführt. Es geht dabei nicht darum, ein Ziel zu erreichen oder irgendwo anzukommen. Die Teilnehmenden nehmen das Gehen selbst wahr: die Bewegungen, die Muskelan- und entspannung, den Druck und Entlastung an den Fußsohlen. (HAMMER & KNUF 2013, S. 70).

ÜBUNG 1 **Achtsames Gehen**

Sie müssen während der Übung nichts leisten.
Nur wahrnehmen, was ist.
Alles, was Sie spüren, darf da sein.

Ablenkungen sind normal.
Begrüßen Sie den Grund für die Ablenkung kurz und freundlich:
»Ach, hallo …«
Lenken Sie Jhre Aufmerksamkeit wieder zurück auf die Übung.

Jn dieser Übung werden Sie achtsam gehen.
Suchen Sie sich bitte eine Strecke aus.
Die Strecke sollte etwa 5 – 10 Schritte lang sein.
Auf dieser Strecke laufen Sie hin und wieder zurück.

Schauen Sie bei der Übung nach vorne,
nicht auf Jhre Füße.
Gehen Sie los,
so langsam Sie können.

Achten Sie auf die Empfindungen in Jhren Fußsohlen.
Wie fühlt sich das an?
Etwa 1 Minute auf die Füße achten.
Was passiert im Unterschenkel?
Jn der Wade oder im Schienbein?
Etwa 1 Minute auf die Unterschenkel achten.

Was passiert im Knie?
Welche Bewegungen macht es beim Gehen?
Etwa 1 Minute auf das Knie achten.

Und im Oberschenkel?
Welche Muskeln bewegen den Oberschenkel?
Etwa 1 Minute auf den Oberschenkel achten.

Achten Sie jetzt auf die Hüfte!
Welche Bewegungen macht sie?
Etwa 1 Minute auf die Hüfte achten.

Was passiert im Oberkörper?
Bewegt er sich auch beim Gehen?
Etwa 1 Minute auf den Oberkörper achten.

Spüren Sie jetzt den ganzen Körper?
Welche Empfindungen können Sie spüren?

Bitte beenden Sie die Übung nach etwa 10 Minuten.

Die Übungsanleitung kann zur vorherigen Erklärung genutzt werden. Während der Übung sollte eine mündliche Anleitung durch die Gruppenleitung erfolgen. Die Übung ist angelehnt an das »Mindful Walking« im Rahmen der Mindfulness-Based Cognitive Therapy (MBCT; SEGAL u.a. 2013, S. 244f.).

Das achtsame Gehen kann formell als Gehmeditation (ohne Ziel) durchgeführt werden oder alltägliche Wege in eine Achtsamkeitsübung verwandeln. Der Weg zum Bus, zur Arbeit oder das Treppenlaufen kann achtsam erfolgen. Diesen Hinweis kann die Gruppenleitung an die Gruppe geben. Erfahrungsgemäß nutzen die Teilnehmenden ihre Erfahrungen teils auch ohne gezielten Hinweis zur Umsetzung im Alltag.

Durch die Wiederholung derselben Übung innerhalb einer Einheit haben die Teilnehmenden die Möglichkeit, dreimal zu üben, Fragen zu stellen und über ihre Erfahrungen zu berichten. Nach meiner Erfahrung ist die Übung nach dieser Einheit so vertraut, dass sie zusammen mit der schriftlichen Übungsanleitung auch allein durchgeführt werden kann.

Reflexion »Welche Erfahrungen möchten Sie mit der Gruppe teilen?«

Die Reflexion der ersten Übung einer Einheit dauert erfahrungsgemäß etwas länger. Teilweise berichten die Teilnehmenden mit großem Erstaunen, was sie alles während einer so alltäglichen Aktivität wie dem Gehen erlebt haben. Diese offene und neugierige Haltung sollte unbedingt bestärkt werden. Sie verkörpert Achtsamkeit. Weitere Informationen zur Haltung finden Sie in den Ausführungen zu den Einheiten 3 und 4 (Innerer Beobachter).

Wirkung des Autopiloten

Die Übung des achtsamen Gehens verdeutlicht, wie sich Gehen anfühlt, wenn man sich darauf konzentriert. Die Erfahrungen der Teilnehmenden können bei den Erläuterungen zum Autopiloten aufgegriffen werden. Es wird jetzt das Arbeitsblatt 7 bearbeitet.

ARBEITSBLATT 7 **Autopilot II**

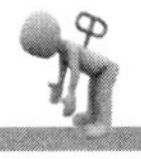

Stellen Sie sich folgende Situation vor!
Sie sitzen am Frühstückstisch.
Neben Ihnen Ihr Handy.
Sie checken Ihre Mails.
Im Radio laufen die Nachrichten.

Stellen Sie sich folgende Fragen:
Wissen Sie anschließend, wie Ihr Frühstück geschmeckt hat?
Konnten Sie es genießen?
Was kam in den Nachrichten vor?

Stellen Sie sich folgende Situation vor:
Sie unterhalten sich mit einer Freundin.
Über das Thema haben Sie schon öfter geredet.
Ihre Gedanken wandern ab.
Sie denken an das Fußballspiel nächste Woche.
»Wen wird der Trainer aufstellen?«
Sie nicken ab und zu in Richtung Ihrer Freundin.

Stellen Sie sich folgende Fragen:
Was hat Ihre Freundin Ihnen gesagt?
Waren Sie für sie da?

Übung 1, Achtsames Gehen, mit Reflexion

10

Leiten Sie die Übung 1 ein zweites Mal an und fragen Sie nach den Erfahrungen.

Eigene Erfahrungen mit dem Autopiloten

5

Zur Verdeutlichung der Figur des Autopiloten werden die Teilnehmenden nach Ihren Erfahrungen gefragt.

Leitfrage »In welchen Situationen ist Ihr Autopilot aktiv?«

Im Rahmen eines Brainstormings werden alle Beiträge der Teilnehmenden möglichst wortgetreu und unkommentiert auf Whiteboard oder Flipchart notiert. Typische Beispiele sind:

- Beim Autofahren, z.B. das Schalten geht »automatisch«
- Beim Frühstück schaue ich »automatisch« aufs Smartphone
- Abends vorm Fernseher esse ich nebenbei eine Tüte Chips und wundere mich, dass die Tüte schon leer ist.

Diese oder eigene Beispiele können vorgegeben werden, falls sich die Gruppe mit der Aufgabe schwertut. Die Beiträge werden in der nächsten Einheit nochmals benötigt und ergänzt. Erfahrungsgemäß gelingt es den Teilnehmenden mit dieser Unterstützung recht schnell, geeignete Beispiele zu finden.

Aufgabe

Die Teilnehmenden erhalten das Blatt »Aufgabe 1«. Die Aufgabe für nächste Woche ist, Situationen zu bemerken, in denen der Autopilot aktiv war. Diese Situationen können auf dem Blatt »Aufgabe 1« notiert werden.

Als Gedächtnisstütze können die Erinnerungskarte dienen. Diese können von den Teilnehmenden an einem Ort angebracht werden, wo sie täglich mehrfach zu sehen sind (z.B. Monitor, Schreibtischunterlage, Spind, Wohnungstür).

Die Gruppenleitung weist darauf hin, dass die Aufgabe der Festigung der im Rahmen der Gruppe erarbeiteten Inhalte dient. Dennoch ist die Aufgabe freiwillig.

In der nächsten Einheit sind ein paar Minuten zur Besprechung der Aufgabe vorgesehen.

AUFGABE 1 **Wann war Jhr Autopilot diese Woche aktiv?**

Datum	Uhrzeit	Bei welcher Aktivität?

ERJNNERUNGSKARTEN 1 **Erwischt, lieber Autopilot!**

»Achtsamkeit erleben«
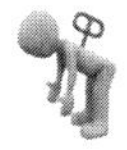
Erwischt, lieber Autopilot!

»Achtsamkeit erleben«
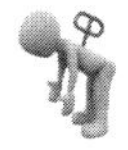
Erwischt, lieber Autopilot!

»Achtsamkeit erleben«
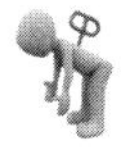
Erwischt, lieber Autopilot!

»Achtsamkeit erleben«
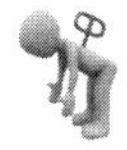
Erwischt, lieber Autopilot!

»Achtsamkeit erleben«
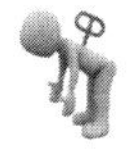
Erwischt, lieber Autopilot!

»Achtsamkeit erleben«
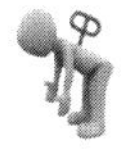
Erwischt, lieber Autopilot!

»Achtsamkeit erleben«
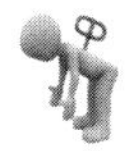
Erwischt, lieber Autopilot!

»Achtsamkeit erleben«
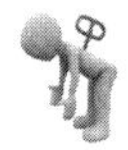
Erwischt, lieber Autopilot!

»Achtsamkeit erleben«
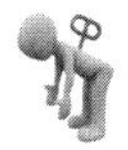
Erwischt, lieber Autopilot!

Übung 1, Achtsames Gehen

Wiederholen Sie noch einmal die Übung 1 und leiten Sie dann über zur Reflexion und zum Abschluss der Einheit.

Reflexion der Einheit

Die Gruppenleitung bittet die Teilnehmenden um Rückmeldung zur Einheit:

Leitfrage »Was hat Ihnen heute gefallen und was nicht?«

Die Teilnahme ist freiwillig.

Einheit 2 – Autopilot II

MODERATIONSPLAN 2 **Einheit 2 – Autopilot II**

Zeit	Inhalt	Methode	Material
15 Min.	Fußsohlenmeditation mit Reflexion	Angeleitete Übung + Plenum	Übung 2
10 Min.	Wiederholung Achtsamkeitsbegriff: »Wann waren Sie in den letzten Tagen achtsam?«	Plenum	Arbeitsblatt 4
	Aufgabe vom letzten Mal besprechen: »Wann war Ihr Autopilot aktiv?«	Plenum	Aufgabe 1
10 Min.	Vor- und Nachteile des Autopiloten	Brainstorming	Whiteboard
5 Min.	Mein Autopilot	Plenum + Einzelarbeit	Arbeitsblätter 8+9
15 Min.	Fußsohlenmeditation mit Reflexion	Angeleitete Übung + Plenum	Übung 2
10 Min.	Pause		

Zeit	Inhalt	Methode	Material
10 Min.	Autopilot ein oder aus? Leitfragen: »Welche dieser Aktivitäten möchten Sie achtsam ausführen? Bei welchen Aktivitäten möchten Sie Ihren Autopiloten ausschalten?«	Brainstorming + Einzelarbeit	Whiteboard Arbeitsblatt 8
	Besprechung der neuen Aufgabe: »Entscheiden, welche Aktivitäten diese Woche ganz bewusst – ohne Autopilot – ausgeführt werden.« Eintragung in Aufgabenblatt mit Zeitangabe	Plenum	Aufgabe 2 + Erinnerungskarten
15 Min.	Fußsohlenmeditation	Angeleitete Übung	Übung 2
	Einheit reflektieren: »Fragen? Was war gut? Was nicht?«	Plenum	

Übung 2, Fußsohlenmeditation, mit Reflexion

15

Nach einer kurzen Begrüßung der Teilnehmenden wird die Übung 2, Fußsohlenmeditation, durchgeführt. Sie wird mit den Teilnehmenden kurz durchgesprochen. Die Übungsanleitung kann dazu bereits verteilt werden. Die Teilnehmenden wissen dann, was auf sie zukommt. Anschließend wird die Übung von der Gruppenleitung angeleitet.

ÜBUNG 2 Fußsohlen-Meditation

Sie müssen während der Übung nichts leisten,
nur wahrnehmen, was ist.

Alles, was Sie spüren, darf sein.
Seien Sie neugierig, was als Nächstes passiert.

Ablenkungen sind normal.
Begrüßen Sie den Grund für die Ablenkung kurz und freundlich:
»Ach, hallo …«
Lenken Sie Jhre Aufmerksamkeit wieder zurück auf die Übung.

Die Augen können Sie während der Übung schließen.
Oder Sie lassen die Augen offen.
Suchen Sie sich bei offenen Augen einen Punkt vor Jhnen aus.
Den schauen Sie während der Übung an.

Sie stehen schulterbreit.

Lenken Sie Jhre Aufmerksamkeit auf Jhre Fußsohlen.
Spüren Sie die Verbindung zum Fußboden?
Etwa 1 Minute nur spüren.

Verlagern Sie nun Jhr Gewicht auf das linke Bein.
Verändert sich das Gefühl in Jhrer Fußsohle?
Etwa 1 Minute nur spüren.

Verlagern Sie nun Jhr Gewicht auf das rechte Bein.
Verändert sich das Gefühl in Jhrer Fußsohle?
Etwa 1 Minute nur spüren.

Verlagern Sie Jhr Gewicht nach vorne.
Etwa 1 Minute nur spüren.

Verlagern Sie Jhr Gewicht nach hinten.
Etwa 1 Minute nur spüren.

Kreisen Sie Jhre Hüften wie beim Hula-Hoop.
Achten Sie genau auf die Ränder Jhrer Fußsohlen.
Etwa 1 Minute nur spüren.

Wieder normal hinstellen.
Etwa 1 Minute nur spüren.

Beine ausschütteln.
Ende der Übung.

Quelle
HAMMER, M. & KNUF, A. (Hg.). (2013): Die Entdeckung der Achtsamkeit in der Arbeit mit psychisch erkrankten Menschen. 1. Aufl., Köln: Psychiatrie Verlag.

© Christian Dreher (2021) Achtsamkeit erleben Downloadmaterialien Köln: Psychiatrie Verlag

Jede Übung wird mit den Teilnehmenden reflektiert. Die Reflexion sollte sehr allgemein gehalten sein, damit eine Vielzahl an Erfahrungen zusammenkommt.

Leitfrage »Welche Erfahrungen möchten Sie mit der Gruppe teilen?«

Diese Übung kann formell im Stehen als Meditation durchgeführt oder informell in den Alltag integriert werden. Informell kann sie beispielsweise beim Sitzen oder Stehen in der Straßenbahn, im Wartehäuschen oder am Arbeitsplatz durchgeführt werden. Sie kann aber auch in bestimmten Situationen als Anker ins Hier und Jetzt genutzt werden. So wurde drei Jugendlichen, denen aufgrund ihrer verbalen und körperlichen Aggressivität in ihrer Wohngruppe die Wohnungslosigkeit drohte, diese Übung vorgestellt. Über Monate trainierten sie gemeinsam mit Fachkräften bei aufkommendem Ärger ihre Aufmerksamkeit auf die Fußsohlen zu lenken. Sie konnten ihr aggressives Verhalten dadurch so weit kontrollieren, dass tätliche Angriffe nicht mehr vorkamen (Hammer & Knuf 2013, S. 255).

Die Fußsohlenmeditation eignet sich wie das achtsame Gehen (Einheit 1) gut für Einsteigende. Erfahrungsgemäß kommen die Teilnehmenden mit der Übung gut zurecht. Die stehende Haltung vermittelt ein Gefühl von Sicherheit und Kontrolle. Sie ist also auch für Menschen geeignet, denen ein Gefühl von Kontrolle wichtig ist. Teilnehmende berichteten regelmäßig mit Erstaunen, welche Empfindungen die Fußsohlen zu bieten haben, außerdem von einer inneren Ruhe, die sich während der Übung einstelle.

Auch hier ist es gut, noch einmal darauf hinzuweisen, dass auch diese Übung keinen bestimmten Zweck verfolgt. Es geht nicht darum, einen bestimmten Zustand zu erreichen. Die Ruhe ist ein schöner Nebeneffekt. Er darf da sein. Genauso dürfen aber auch gegenteilige Erfahrungen da sein.

Hinweis Manche Teilnehmende übernehmen die Übung als Skill zur Emotionsregulation. Diese Nutzung nimmt der Übung allerdings den Charakter einer absichtslosen Meditation oder Achtsamkeitsübung. Die Übung bekommt dadurch einen Zweck, nämlich die Emotionsregulation. Praktizierende wenden sich vom aktuellen Erleben, der emotionalen Erregung, ab und versuchen diese zu regulieren, wie das auch die drei Jugendlichen aus dem Beispiel weiter oben taten. Dagegen ist grundsätzlich nichts einzuwenden. Dieser Hinweis soll nur den Unterschied deutlich machen zwischen einer »absichtslosen« Achtsamkeitsübung und einer »absichtsvollen« Emotionsregulationsstrategie. Mehr zu der Nutzung von Skills folgt in Einheit 5.

Nur so viel noch an dieser Stelle: Skills sollten nur eingesetzt werden, wenn das Gefühl ansonsten nicht ertragen oder erlebt werden kann. Ansonsten wird das Skill zu einer Erlebnisvermeidungsstrategie. Die negativen Folgen von Erlebnisvermeidung werden in den Einheiten 6 – 8 thematisiert.

Wiederholung des Achtsamkeitsbegriffs und Besprechung der letzten Aufgabe

10

Hier kann bei Bedarf eine kurze Wiederholung des Achtsamkeitsbegriffes erfolgen (Arbeitsblatt 4). Die drei Elemente der Definition sollten bei den Teilnehmenden präsent sein:

- Es geht um den aktuellen Moment.
- Alle Erlebnisse dürfen da sein.
- Ablenkungen sind normal! Die Aufmerksamkeit kann einfach zurückgelenkt werden.

Anschließend kann die Liste der achtsamen Momente um die Erlebnisse seit dem letzten Gruppentreffen (Arbeitsblatt 4) erweitert werden.

Leitfrage »Wann waren Sie in den letzten Tagen achtsam?«

Außerdem wird hier die Aufgabe der letzten Einheit besprochen. Sie bestand darin, den Autopiloten während der Woche wahrzunehmen und zu notieren (Aufgabe 1). Nun gibt es die Möglichkeit, von Erfahrungen zu berichten und Fragen zu klären. Da die Aufgaben freiwillig sind, sollte nicht reihum gefragt werden, ob die Aufgaben erledigt wurden. Eine offene Frage in die Runde: »Sind in der Woche Fragen aufgetaucht? Möchte jemand seine Erfahrungen teilen?« reicht hier aus.

Vorteile und Nachteile des Autopiloten

10

Leitfrage »Welche Vorteile sehen Sie bei Ihrem Autopiloten?«

Im Rahmen eines Brainstormings werden alle Beiträge der Teilnehmenden möglichst wortgetreu auf Whiteboard oder Flipchart notiert.

Hinweis Einige Teilnehmende reagieren auf diese Leitfrage mit Erstaunen. In der letzten Einheit und in der Wochenaufgabe ging es darum festzustellen, in welchen Situationen wir im Autopilot-Modus stecken. Das kann zu der Bewertung führen, dass der Autopilotmodus etwas »Schlechtes« ist. Die Leitfrage macht deutlich, dass der Autopilot nicht per se schlecht ist. Vielmehr ist zu vermitteln, dass wir die Möglichkeit zur Entscheidung haben, ob wir den Autopilotmodus verlassen wollen oder nicht.

Beispiele wären

Tanzen

Wenn die Bewegungsabläufe eingeübt und »automatisiert« sind, bleibt der Genuss der Bewegung zur Musik.

Fahrrad fahren

Ich kann die Natur genießen, ohne jede Bewegung und Gewichtsverlagerung koordinieren zu müssen, wie das beispielsweise ein Anfänger tun muss.

Stricken

Die Bewegungsabläufe sind eingeübt und laufen automatisch.

Leitfrage »Welche Nachteile sehen Sie bei Ihrem Autopiloten?«

Im Rahmen eines Brainstormings werden die Beiträge der Teilnehmenden auf Flipchart oder Whitebord notiert.

Die Beiträge werden fotografiert und den Teilnehmenden in der nächsten Gruppenstunde als Ausdruck ausgehändigt.

Mein Autopilot

Anschließend tragen die Teilnehmenden ihre Beispiele, in denen ihr Autopilot aktiv war, in die Tabelle auf Arbeitsblatt 8 ein. Sie wählen also die Aktivitäten auf dem Whiteboard bzw. Flipchart aus, die für sie passen. Die beiden rechten Spalten werden noch nicht ausgefüllt.

ARBEITSBLATT 8 **Mein Autopilot**

In welchen Situationen ist Ihr Autopilot aktiv?	Weiter nutzen?	Abschalten?

Wir verpassen unzählige Momente, die wir eigentlich erleben könnten.
Das sagt Jon Kabat-Zinn:
Wir genießen unser Frühstück nicht.
Wir sind nicht für unsere Freundin da.
Wir entscheiden nicht bewusst, sondern »wie immer«.
Wir übersehen andere, vielleicht bessere Wege zum Ziel.

Quelle
KABAT-ZINN, J. (2016): Mindfulness for Beginners. Boulder, Colorado: Sounds true.

Dann werden die Texte der Arbeitsblätter 8 – 9 bearbeitet.

ARBEITSBLATT 9 **Vorteile und Nachteile des Autopiloten**

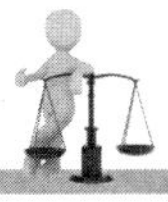

Sie können den Autopilotmodus verlassen.
Lenken Sie Ihre Aufmerksamkeit auf den aktuellen Moment!
Spüren Sie:
wie sich Ihr Frühstück im Mund anfühlt,
wie es schmeckt,
wie sich beim Kauen die Form verändert.
Dann sind Sie achtsam.

Der Autopilotmodus hat aber auch Vorteile.
Beim Gehen müssen wir nicht lange überlegen.
Wir setzen einen Fuß vor den anderen.
Welche Muskeln sich bewegen müssen, entscheidet der Autopilot.

Wir fassen an einen heißen Topf.
Automatisch ziehen wir die Hand weg.
Da sollten wir wirklich nicht lange überlegen.

Wir fahren Auto.
Gleichzeitig achten wir auf andere Verkehrsteilnehmer.
Wir können die Verkehrszeichen beachten.

Sie haben jetzt einiges über den Autopilotmodus erfahren.
Entscheiden Sie selbst, wann Sie Ihren Autopiloten nutzen wollen!
Schalten Sie ihn aus, wenn Sie ganz bewusst handeln wollen!

Übung 2, Fußsohlenmeditation, mit Reflexion

Leiten Sie die Übung 1 ein zweites Mal an und fragen Sie nach den Erfahrungen.

Autopilot ein oder aus?

Leitfragen »Welche dieser Aktivitäten möchten Sie achtsam ausführen? Bei welchen Aktivitäten möchten Sie Ihren Autopiloten ausschalten?«

Die Teilnehmenden beraten nun im Plenum mit Unterstützung durch die Gruppenleitung, welche ihrer Aktivitäten sie zukünftig achtsam durchführen möchten.

Neue Aufgabe

Anschließend entscheiden die Teilnehmenden individuell, bei welchen Aktivitäten sie in der kommenden Woche den Autopiloten bewusst ausschalten wollen. Allgemein können die Situationen in der Tabelle auf Arbeitsblatt 8 angekreuzt werden (rechte Spalten). Mit der Aufgabe bis zur nächsten Einheit erfolgt die zeitliche Planung mit Datum und Uhrzeit.

AUFGABE 2 **Autopilot abschalten**

Welche fünf Aktivitäten wollen Sie diese Woche ganz bewusst ausführen?

Beispiel: Jch esse morgens mein Müsli ganz bewusst.

Datum oder Wochentag	Uhrzeit	Welche Aktivität?	Erfahrungen

Die Erinnerungskarten dienen als Gedächtnisstütze.

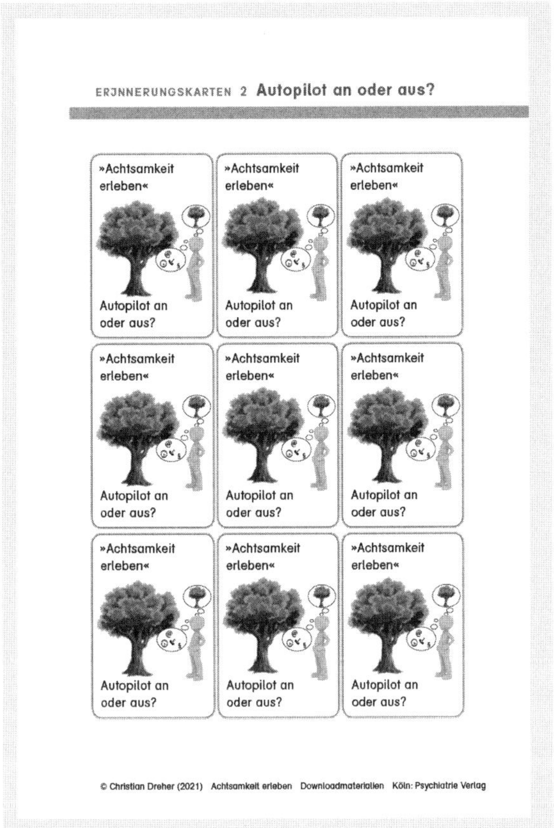

ERINNERUNGSKARTEN 2 **Autopilot an oder aus?**

»Achtsamkeit erleben« Autopilot an oder aus?	»Achtsamkeit erleben« Autopilot an oder aus?	»Achtsamkeit erleben« Autopilot an oder aus?
»Achtsamkeit erleben« Autopilot an oder aus?	»Achtsamkeit erleben« Autopilot an oder aus?	»Achtsamkeit erleben« Autopilot an oder aus?
»Achtsamkeit erleben« Autopilot an oder aus?	»Achtsamkeit erleben« Autopilot an oder aus?	»Achtsamkeit erleben« Autopilot an oder aus?

Übung 2, Fußsohlenmeditation

Wiederholen Sie noch einmal die Übung 2 und leiten Sie dann über zur Reflexion und zum Abschluss der Einheit.

Reflexion der Einheit

Die Gruppenleitung bittet die Teilnehmenden um Rückmeldung zur Einheit.

Leitfrage »Was hat Ihnen heute gefallen und was nicht?«

Die Teilnahme ist freiwillig.

Einheit 3 – Innerer Beobachter I

MODERATJONSPLAN 3 **Einheit 3 Jnnerer Beobachter I**

Zeit	Jnhalt	Methode	Material
15 Min.	Körper beobachten mit Reflexion	Angeleitete Übung + Plenum	Übung 3
10 Min.	Wiederholung Achtsamkeitsbegriff: »Wann waren Sie in den letzten Tagen achtsam?«	Plenum	Arbeitsblatt 4
	Aufgabe vom letzten Mal besprechen: »Autopilot abschalten«	Plenum	Aufgabe 2
10 Min.	Die Achterbahn I: Was ist der innere Beobachter? Leitfrage: »Was haben Sie gedacht oder gefühlt, als Sie die Achterbahn beobachtet haben?«	Angeleitete Übung + Plenum + Einzelarbeit	Arbeitsblatt 10 Whiteboard
10 Min.	Körper beobachten mit Reflexion	Angeleitete Übung + Plenum	Übung 3
10 Min.	Pause		

Zeit	Jnhalt	Methode	Material
10 Min.	Die Achterbahn II: Wozu beobachten? Leitfragen: »Was haben Sie jetzt gedacht oder gefühlt? Gab es einen Unterschied zur ersten Übung?«	Angeleitete Übung + Plenum + Einzelarbeit	Arbeitsblatt 11 Whiteboard
10 Min.	Defusion Einen Schritt zurücktreten, die inneren Vorgänge verlassen Ein Gedanke ist keine Tatsache	Plenum + Vortrag	Arbeitsblätter 12 + 13
	Besprechung der neuen Aufgabe: Körper beobachten	Plenum	Aufgabe 3 + Erinnerungskarten
15 Min.	Körper beobachten	Angeleitete Übung	Übung 3
	Einheit reflektieren: »Fragen? Was war gut? Was nicht?«	Plenum	

Übung 3, Körper beobachten, mit Reflexion

15

Hier wird die Übung 3, Körper beobachten, durchgeführt. Die Übung wird vorbesprochen und anschließend durch die Gruppenleitung angeleitet.

ÜBUNG 3 **Körper beobachten**

Sie müssen während der Übung nichts leisten,
nur wahrnehmen, was ist.

Alles, was Sie spüren, darf da sein.
Seien Sie neugierig, was als Nächstes passiert.

Ablenkungen sind normal.
Begrüßen Sie den Grund für die Ablenkung kurz und freundlich:
»Ach, hallo …«
Lenken Sie Jhre Aufmerksamkeit wieder zurück auf die Übung.

Die Augen können Sie während der Übung schließen.
Oder Sie lassen die Augen offen.
Suchen Sie sich bei offenen Augen einen Punkt vor Jhnen aus.
Den schauen Sie während der Übung an.

Diese Übung können Sie im Sitzen, Stehen oder Liegen machen.
Achten Sie darauf, wie Jhr Körper getragen wird,
vom Stuhl, der Matte oder dem Boden.

Dann lenken Sie Jhre Aufmerksamkeit auf Jhre Fußsohlen.
Wie fühlen die sich an?
Sie müssen keinen Begriff für die Empfindung finden.
Wie zum Beispiel »Druck« oder »Leichtigkeit«.
Versuchen Sie, ohne diese Begriffe auszukommen.
Einfach 1 Minute nur spüren.

Jetzt lenken Sie Jhre Aufmerksamkeit auf Jhre Waden.
Wie fühlen die sich an?
1 Minute nur spüren.

Anschließend spüren Sie bitte Jhren Bauch.
Achten Sie auf die Bewegungen beim Atmen.
1 Minute nur spüren.

Jetzt bitte Jhre Schultern:
Wie fühlen die sich an?
1 Minute nur spüren.

Jetzt spüren Sie bitte Jhr Gesicht:
Was fühlen Sie da?
1 Minute nur spüren.

Bereiten Sie sich auf das Ende der Übung vor.
Rekeln und strecken Sie sich.
Schütteln Sie Jhre Arme und Beine aus.

Der Body-Scan ist eine weitverbreitete Achtsamkeitsübung. Sie ist unter anderem Bestandteil der Gruppenprogramme MBSR und MBCT sowie als Compassionate Body-Scan des Programms Achtsames Selbstmitgefühl (Mindful Self-Compassion). In diesen Programmen wird etwa 30 – 40 Minuten geübt. In »Achtsamkeit erleben« wird eine verkürzte Form angeboten.

Bei der Übung geht es in erster Linie darum, den Körper wahrzunehmen, wie er sich in diesem Moment darstellt. Wir können unseren Körper nur in der Gegenwart erleben. Oder anders formuliert: Sobald wir die

Aufmerksamkeit auf unseren Körper lenken, sind wir in der Gegenwart. Geht es um vergangene oder zukünftige Körperempfindungen, ist unsere Aufmerksamkeit nicht beim Körper, sondern im Kopf. Wir erinnern uns an die Rückenschmerzen von letzter Woche oder wir befürchten, dass wir wieder Rückenschmerzen haben werden. Das sind Gedanken. Bei dieser Übung geht es darum, wie sich der Rücken jetzt anfühlt. Selbstverständlich wird auch bei dieser Übung unsere Aufmerksamkeit abgleiten und wir finden uns in eben solchen Gedanken wieder. Dieses Abschweifen zu bemerken ist der wichtigste Teil der Übung. Wenn wir es dann schaffen, unsere Aufmerksamkeit zurückzulenken, ohne uns für das Abschweifen zu verurteilen, sind wir achtsam.

Im Rahmen der Reflexion kann nochmals daran erinnert werden, dass alle Empfindungen »in Ordnung« sind. Es kann sein, dass sich im Rahmen der Übungen verschiedene Empfindungen einstellen. Dass die Übung beim ersten Mal entspannend wirkt und beim zweiten Mal dieser Effekt nicht eintritt. Das ist in Ordnung. Es geht nicht darum, ein Ziel (Entspannung) zu erreichen. Das wäre der Tun-Modus. Es geht um die Wahrnehmung und die Annahme des aktuellen Erlebens (Sein-Modus).

Der Body-Scan wird klassisch im Liegen ausgeführt. Teilnehmende berichten, dass sie im Liegen ihren Körper besser spüren können, und von einer inneren Ruhe, die sich während der Übung einstellt. Viele Teilnehmende berichten nach dieser Übung von einem angenehmen Körpergefühl.

Hinweis Die liegende Position kann ein Gefühl von Ohnmacht und Ausgeliefertsein begünstigen. Bei traumatisierten Teilnehmenden kann das traumaassoziierte Gefühle hervorrufen. Auch die Wahrnehmung des Körpers an sich kann diese Gefühle in manchen Fällen auslösen. Diese Hinweise sollten in jedem Fall gegeben werden. Sofern Traumatisierungen bekannt sind, sollten die Teilnehmenden in einem Vorgespräch auf die Übungen vorbereitet werden. Gegebenenfalls sollte mit den Behandelnden abgeklärt werden, ob Übungen zur Körperwahrnehmung im Einzelfall sogar kontraindiziert sind. Auch wird selbstverständlich auf die Freiwilligkeit der Übung hingewiesen.

Reflexion »Welche Erfahrungen möchten Sie mit der Gruppe teilen?«

Wiederholung des Achtsamkeitsbegriffs und Besprechung der letzten Aufgabe

Hier kann bei Bedarf eine kurze Wiederholung des Achtsamkeitsbegriffes erfolgen (Arbeitsblatt 4). Die drei Elemente der Definition sollten bei den Teilnehmenden präsent sein:

- Es geht um den aktuellen Moment.
- Alle Erlebnisse dürfen da sein.
- Ablenkungen sind normal! Die Aufmerksamkeit kann einfach zurückgelenkt werden.

Hier kann auch die Liste der achtsamen Momente (Arbeitsblatt 4) um die Erlebnisse seit dem letzten Gruppentreffen erweitert werden.

Leitfrage »Wann waren Sie in den letzten Tagen achtsam?«

Außerdem wird hier die Aufgabe der letzten Einheit besprochen. Sie bestand darin, den Autopiloten während der Woche bewusst auszuschalten und auf Blatt »Aufgabe 2« Erfahrungen zu notieren. Nun gibt es die Möglichkeit, von Erfahrungen zu berichten und Fragen zu klären. Da die Aufgaben freiwillig sind, sollte nicht reihum gefragt werden, ob die Aufgaben erledigt wurden. Eine offene Frage in die Runde: »Sind in der Woche Fragen aufgetaucht? Möchte jemand seine Erfahrungen teilen?« reicht hier aus.

Die Achterbahn I: Was ist der innere Beobachter?

Die Teilnehmenden erhalten die Anleitung auf Arbeitsblatt 10.

Leitfrage »Was haben Sie gedacht oder gefühlt, als Sie die Achterbahn beobachtet haben?«

Alle Antworten der Teilnehmenden werden möglichst wortgetreu auf das Whiteboard notiert. Für die Teilnehmenden besonders treffende Aussagen können in die Tabelle auf Arbeitsblatt 10 eingetragen werden.

ARBEITSBLATT 10 **Der innere Beobachter**

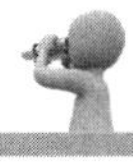

Stellen Sie sich Folgendes vor:
Sie sind in einem Freizeitpark.
Sie stehen vor einer Achterbahn.
Sie verfolgen die Fahrt.
Es geht steil abwärts,
in rasender Geschwindigkeit.
Die Mitfahrenden schreien.
Dann kommt der Looping.
Der Wagen steht auf dem Kopf.
Die Haare der Mitfahrenden fallen nach unten.

Was geht in Jhnen vor, wenn Sie die Achterbahn beobachten?

....

....

....

Bei dieser Übung ist Jhr innerer Beobachter aktiv.
Haben Sie es eben erlebt?
Der innere Beobachter ist ein Teil von Jhnen.
Sie können ihn jederzeit einschalten.
Durch Achtsamkeitsübungen stärken Sie ihn.

Übung 3, Körper beobachten, mit Reflexion

10

Leiten Sie die Übung 3 ein zweites Mal an und fragen Sie nach den Erfahrungen.

Die Achterbahn II: Wozu beobachten?

10

Die Teilnehmenden erhalten die Anleitung auf Arbeitsblatt 11 (siehe Seite 60).

Leitfragen »Was haben Sie jetzt gedacht oder gefühlt? Gab es einen Unterschied zur ersten Übung?«

Alle Antworten der Teilnehmenden werden möglichst wortgetreu auf das Whiteboard notiert.

Anhand von Arbeitsblatt 11 wird das Prinzip des inneren Beobachters noch einmal erläutert. Die Erfahrungen aus den Übungen können die Teilnehmenden in die Tabellen eintragen.

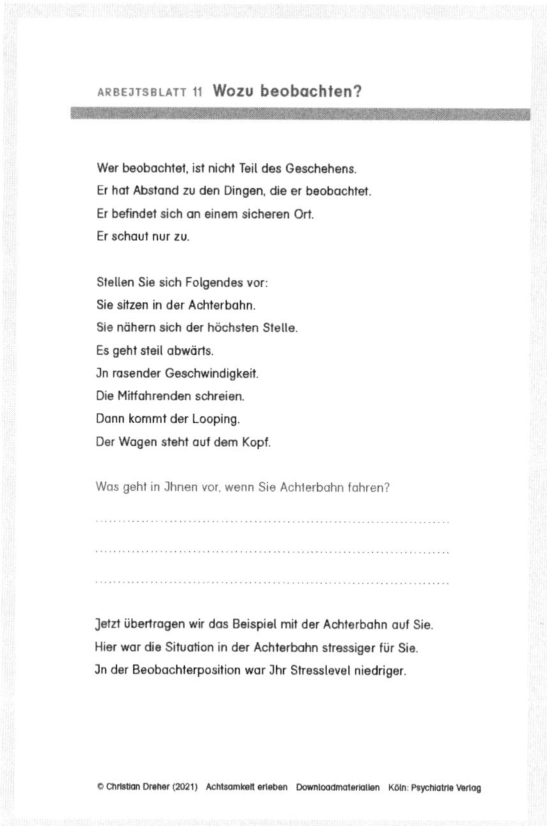

ARBEITSBLATT 11 **Wozu beobachten?**

Wer beobachtet, ist nicht Teil des Geschehens.
Er hat Abstand zu den Dingen, die er beobachtet.
Er befindet sich an einem sicheren Ort.
Er schaut nur zu.

Stellen Sie sich Folgendes vor:
Sie sitzen in der Achterbahn.
Sie nähern sich der höchsten Stelle.
Es geht steil abwärts.
Jn rasender Geschwindigkeit.
Die Mitfahrenden schreien.
Dann kommt der Looping.
Der Wagen steht auf dem Kopf.

Was geht in Jhnen vor, wenn Sie Achterbahn fahren?

....

....

....

Jetzt übertragen wir das Beispiel mit der Achterbahn auf Sie.
Hier war die Situation in der Achterbahn stressiger für Sie.
Jn der Beobachterposition war Jhr Stresslevel niedriger.

Bekannte Metaphern für die Beobachterposition

Vögel am Himmel – Beobachterposition: Himmel
Dem Himmel ist egal, was die Vögel dort tun (Neff 2011, S. 120)
Wolken am Himmel – Beobachterposition: Himmel
Dem Himmel ist egal, ob die Wolken grau und dicht oder weiß und aufgelockert sind (Williams u.a. 2007, S. 167).
Schachfiguren – Beobachterposition: Schachbrett
Dem Brett ist egal, wie sich die Figuren bekriegen (Hayes & Smith 2009, S. 147)

Defusion (10)

Anhand von Arbeitsblatt 12 wird das Prinzip der Defusion erarbeitet.

ARBEITSBLATT 12 **Einen Schritt zurücktreten**

Sie können innere Vorgänge »verlassen«.
Sie steigen aus der Achterbahn und fahren nicht noch eine Runde.
Der innere Beobachter betrachtet, was in Jhnen vorgeht.
Er beobachtet:

Empfindungen	Gedanken	Gefühle

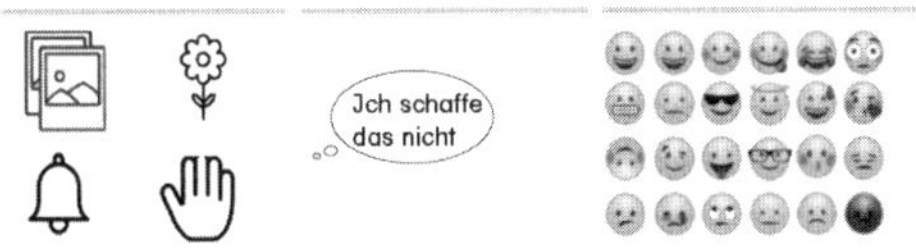

Bilder (sehen)	Bewertungen	Angst
Gerüche	Vorurteile	Ärger
Geräusche	Urteile	Freude
Berührung		Trauer

Der innere Beobachter erlaubt uns, einen Schritt zurückzutreten.
Von dort können wir beobachten, was gerade in uns vorgeht.
Welche Gedanken gerade kommen.
Oder Gefühle und Empfindungen.

Sie sind nicht mehr Teil des Geschehens.
Sie schauen einfach nur zu.

Sie gewinnen Abstand zu dem Gedanken: »Jch schaffe das nicht.«

Dann wird der Unterschied zwischen Gedanken, Gefühlen und Tatsachen verdeutlicht (siehe Seite 62).

ARBEJTSBLATT 13 **Dieser Gedanke darf sein**

Dieser Gedanke ist da.
Er darf da sein.
Er ist aber nur ein Gedanke, nicht mehr.
Sie sind ihm nicht schutzlos ausgeliefert.
Sie entscheiden aus sicherer Beobachterposition:
Was wollen Sie jetzt damit anstellen?

Diesen Vorgang nennt man Defusion.
Defusion bedeutet so viel wie trennen.
Fusion ist das Gegenteil.
Es bedeutet: Mit seinen Gedanken oder Gefühlen verschmolzen sein.

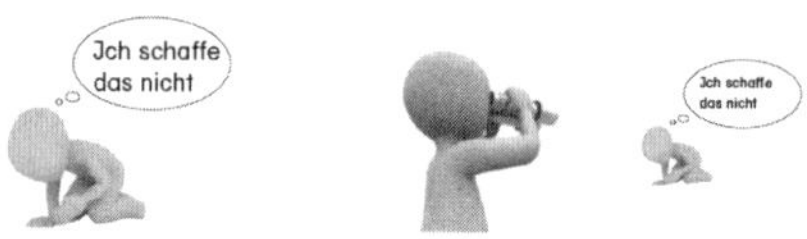

Fusion Defusion

Sie steigen aus der Achterbahn aus und schauen nur noch zu.
Oder: Sie sind nicht mehr mit Jhrem Gedanken verbunden.
Sie betrachten ihn und akzeptieren, dass er da ist:
»Aha, ich denke gerade, dass ich das nicht schaffe.
Das ist ein Gedanke, nicht mehr.
Er ist keine Tatsache.«

In der Akzeptanz- und Commitment-Therapie (ACT) ist das Erlernen der kognitiven Defusion oder Entschmelzung von zentraler Bedeutung (Hammer & Knuf 2013, S. 98). Es geht dabei darum »Gedanken als das zu sehen, was sie wirklich sind (einfach Gedanken)« und nicht das, was sie zu sein scheinen: »allzu wörtlich genommene Wahrheiten, auf die man meint, handeln zu müssen« (Hammer & Knuf 2013, S. 99). Hier kann lediglich ein kurzer Überblick auf das Prinzip der kognitiven Defusion gegeben werden. Als Selbsthilferatgeber, die das Konzept nutzen, können »Der Feind in meinem Kopf« von Matthias Hammer (2015) und »In Abstand zur inneren Wortmaschine« von Stephen Hayes mit Spencer Smith (2009) empfohlen werden.

Neue Aufgabe

Die Aufgabe bis zur nächsten Einheit ist die Übung »Körper beobachten«. Anhand des Arbeitsblattes »Aufgabe 3« kann Datum und Uhrzeit der Übungen geplant werden.

Die Erinnerungskarten dienen als Gedächtnisstütze.

AUFGABE 3 **10 Minuten Körper beobachten pro Tag**

(siehe Übung 3)
Notieren Sie bitte Jhre Erfahrungen.

Datum	Uhrzeit	Erfahrungen

»Achtsamkeit erleben«
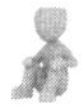
Körper täglich 10 Minuten beobachten

»Achtsamkeit erleben«
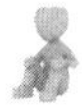
Körper täglich 10 Minuten beobachten

»Achtsamkeit erleben«
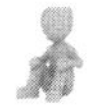
Körper täglich 10 Minuten beobachten

»Achtsamkeit erleben«
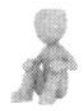
Körper täglich 10 Minuten beobachten

»Achtsamkeit erleben«
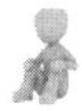
Körper täglich 10 Minuten beobachten

»Achtsamkeit erleben«

Körper täglich 10 Minuten beobachten

»Achtsamkeit erleben«
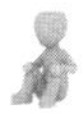
Körper täglich 10 Minuten beobachten

»Achtsamkeit erleben«
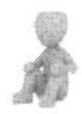
Körper täglich 10 Minuten beobachten

»Achtsamkeit erleben«
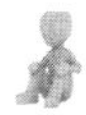
Körper täglich 10 Minuten beobachten

Übung 3, Körper beobachten

Wiederholen Sie noch einmal die Übung 3 und leiten Sie dann über zur Reflexion und zum Abschluss der Einheit.

Reflexion der Einheit

Die Gruppenleitung bittet die Teilnehmenden um Rückmeldung zur Einheit.

Leitfrage »Was hat Ihnen heute gefallen und was nicht?«

Die Teilnahme ist freiwillig.

Einheit 4 – Innerer Beobachter II

MODERATIONSPLAN 4 **Einheit 4 Innerer Beobachter II**

Zeit	Inhalt	Methode	Material
15 Min.	Atem betrachten mit Reflexion	Angeleitete Übung + Plenum	Übung 4, ggf. schon mit Erinnerungskarten
10 Min.	Wiederholung Achtsamkeitsbegriff Leitfrage: »Wann waren Sie in den letzten Tagen achtsam?«	Plenum	Arbeitsblatt 4
	Aufgabe vom letzten Mal besprechen: »Gab es beim Üben Fragen oder Erfahrungen, die Sie besprechen möchten?«	Plenum	Arbeitsblatt 14
5 Min.	Hand kritisch betrachten Leitfrage: »Was haben Sie gefunden? Welche Erfahrungen möchten Sie teilen?«	Angeleitete Übung + Plenum	Arbeitsblatt 14
10 Min.	Hand achtsam wahrnehmen Leitfragen: »Welche Erfahrungen möchten Sie teilen? Gab es Unterschiede zur ersten Beobachtung Ihrer Hand?«	Brainstorming + Einzelarbeit	Whiteboard

Zeit	Inhalt	Methode	Material
10 Min.	Atem betrachten mit Reflexion	Angeleitete Übung + Plenum	Übung 4
10 Min.	Pause		
20 Min.	Eigenschaften des inneren Beobachters	Vortrag + Plenum	Arbeitsblatt 15
	Besprechung der neuen Aufgabe: Atem betrachten	Plenum	Aufgabe 4 + Erinnerungskarten
10 Min	Atem betrachten	Angeleitete Übung	Übung 4
	Einheit reflektieren: »Fragen? Was war gut? Was nicht?«	Plenum	

Übung 4, Atem betrachten, mit Reflexion

Die Übung 4 wird vorbesprochen und anschließend durch die Gruppenleitung angeleitet.

ÜBUNG 4 **Atem betrachten**

Sie müssen während der Übung nichts leisten,
nur wahrnehmen, was ist.

Alles, was Sie spüren, darf da sein.
Seien Sie neugierig, was als Nächstes passiert.

Ablenkungen sind normal.
Begrüßen Sie den Grund für die Ablenkung kurz und freundlich:
»Ach, hallo …«
Lenken Sie Jhre Aufmerksamkeit wieder zurück auf die Übung.

Die Augen können Sie während der Übung schließen.
Oder Sie lassen die Augen offen.

Diese Übung können Sie im Sitzen, Stehen oder Liegen machen.
Achten Sie darauf, wie Jhr Körper getragen wird,
vom Stuhl, der Matte oder dem Boden.

Lenken Sie Jhre Aufmerksamkeit jetzt auf Jhren Atem.
Sie brauchen Jhre Atmung nicht zu verändern.
Spüren Sie die Luft, die von allein ein- und wieder ausfließt.
Wo können Sie Jhren Atem am besten spüren?
Über die Luft in Mund oder Nase?
Die Bewegungen im Bauch?
Die Bewegungen im Brustbereich?

Versuchen Sie, beim Atem zu bleiben,
während der gesamten Länge der Einatmung.
Und während der gesamten Länge der Ausatmung.

Das kann Jhnen vielleicht helfen:
Legen Sie 1 Hand auf Jhre Brust und 1 Hand auf Jhren Bauch.
Spüren Sie die Bewegungen?

Oder:
Atmen Sie ein und sagen Sie leise »Ein«.
Atmen Sie aus und sagen Sie leise »Aus«.

Oder:
Atmen Sie ein und sagen Sie: 1
Atmen Sie aus.
Atmen Sie ein und sagen Sie: 2
Atmen Sie aus.
Machen Sie weiter bis 5.
Fangen Sie danach wieder bei 1 an.

Nach 10 Minuten beenden Sie die Übung bitte.

Hinweis Einige Teilnehmende haben bereits Erfahrungen mit Atemübungen. Es ist wichtig, dass sich die Übenden auf die Anleitung dieser Übung beziehen und nicht die Übung wiederholen, die sie bereits »aus der Reha kennen«. Oft wird der Atem im Rahmen von Entspannungsübungen genutzt. Hier geht es aber um die Wahrnehmung der Empfindungen, wie sie sich beim natürlichen Atemfluss einstellen.

Für Betroffene, denen der Kontakt zu ihrem Körper schwerfällt, kann diese Übung kontraindiziert sein. Bitte beachten Sie auch hier die Hinweise zu den diagnosespezifischen Einschränkungen, Seit 23 ff.).

Die Atembetrachtung ist eine klassische und weitverbreitete Achtsamkeitsübung. Es geht darum, den Atem so wahrzunehmen, wie er fließt. Eine bewusste Veränderung wird nicht angestrebt. Oft wird der Atem »von allein« tiefer. Das ist ein Nebeneffekt, der Entspannung signalisiert. Es gibt Atemübungen, die eine tiefere Atmung zum Ziel haben. Bei der achtsamen Atembetrachtung wird nur beobachtet. Diese Übung hat kein Ziel.

Die Atmung eignet sich besonders gut für Achtsamkeitsübungen. Wir atmen 24 Stunden am Tag. Der Atem ist relativ einfach wahrzunehmen, da er mit Bewegungen einhergeht. Die Atmung läuft weitgehend automatisch ab (Germer 2012, S. 62f.).

In Übung 4 finden Sie die Anleitung für die Atembetrachtung.

Hinweis Dort sind Unterstützungsmöglichkeiten beschrieben, die sich besonders für Anfänger eignen:

Hände auflegen

Der Atem ist mit auf Brust und Bauch aufgelegten Händen besser spürbar. Den Bewegungen kann aufmerksamer gefolgt werden. Es kann sinnvoll sein, die Hände zu tauschen. Manche Menschen spüren ihren Atem mit der linken Hand auf der Brust besser und manche mit der rechten.

Ein und aus

Die Atemzüge mit »ein« und »aus« zu begleiten, kann helfen, besser bei der Übung zu bleiben und die Aufmerksamkeit auf den Atem zu richten.

Atem zählen

Das Zählen kann ebenfalls die Aufmerksamkeitsfokussierung auf die Atmung fördern. Auch hier soll der Atem natürlich fließen. Das Zählen richtet sich nach der Geschwindigkeit des Atems. Es soll den Atemrhythmus nicht steuern oder verändern. Es wird empfohlen, insgesamt 5 Atemzüge zu zählen und dann wieder bei 1 anzufangen. Die Zahl an sich ist eigentlich egal. Es geht um das Zählen, das Nummerieren des aktuellen Atemzuges. Auch hier wird es vorkommen, dass Teilnehmende gedanklich abschweifen, vielleicht sogar die aktuelle Zahl vergessen. Das ist kein Problem. Sie können dann einfach wieder bei 1 anfangen.

All diese Strategien haben sich bewährt, um besser im Erlebensprozess zu bleiben. Es bietet sich an, bei jeder angeleiteten Übung eine andere Technik vorzustellen. Die Teilnehmenden können so Erfahrungen sammeln, welche

Strategie für sie am besten passt. Darauf kommt es an. Die Teilnehmenden sollen herausfinden, wie sie ihren Atem am besten spüren können.

Auch diese Übung kann formell und informell praktiziert werden. Das Reisen in öffentlichen Verkehrsmitteln beispielsweise eignet sich hervorragend für eine »Atempause« (HAMMER & KNUF 2013, S. 70). Aber auch in stressigen Momenten kann die Übung dazu dienen, das Gedankenkarussell anzuhalten und in den Moment zurückzukehren.

Die Karte »Atmen nicht vergessen« kann zur Erinnerung auch schon hier und nicht nur für die Aufgabe bis zur nächsten Einheit genutzt werden.

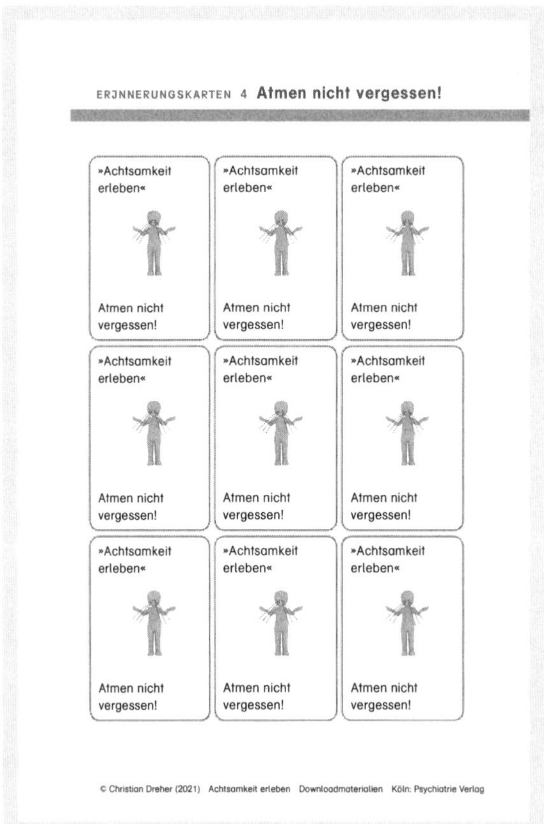

Jon Kabat-Zinn baut in seine Anleitung der Atembetrachtung den Satz ein: »Solange Sie atmen, ist mehr richtig an Ihnen als falsch« (WILLIAMS u.a. 2007, Begleit-CD). Bei vielen Menschen ist das Erleben auf das Negative fokussiert. Gedanken kreisen um Defizite und Abweichungen von einer konstruierten Normalität. Kabat-Zinn verknüpft hier die Atemwahrnehmung mit einer für viele Menschen neuen Erkenntnis, dass sie in Ordnung sind, so wie sie sind. Achtsamkeit bereichert unser Leben mit vielen solcher Erkenntnismomente, indem sie gezielt unsere Aufmerksamkeit auf alltägliche Dinge lenkt.

Achtsamkeit bietet einen Anker in der Gegenwart und führt uns so raus aus den Bewertungen, Befürchtungen und sonstigen Gedanken über Vergangenheit oder Zukunft. Ziel achtsamer Praxis ist es dabei nicht, diese Gedanken verschwinden zu lassen, sondern sie als mentale Ereignisse zu betrachten, die unser Gehirn produziert, aus welchem Grund auch immer (Williams u.a. 2007, S. 60). So können wir ihnen den Wert beimessen, den sie verdienen. Nicht mehr und nicht weniger. Ein Gedanke kann isoliert betrachtet werden und löst dann vielleicht keine Kettenreaktion der Verzweiflung mehr aus.

Reflexion »Welche Erfahrungen möchten Sie mit der Gruppe teilen?«

Wiederholung des Achtsamkeitsbegriffs und Besprechung der letzten Aufgabe

Hier kann bei Bedarf eine kurze Wiederholung des Achtsamkeitsbegriffes erfolgen (Arbeitsblatt 4). Die drei Elemente der Definition sollten bei den Teilnehmenden präsent sein:

- Es geht um den aktuellen Moment.
- Alle Erlebnisse dürfen da sein.
- Ablenkungen sind normal! Die Aufmerksamkeit kann einfach zurückgelenkt werden.

Hier kann auch die Liste der achtsamen Momente (Tabelle Arbeitsblatt 4) um die Erlebnisse seit dem letzten Gruppentreffen erweitert werden.

Leitfrage »Wann waren Sie in den letzten Tagen achtsam?«

Außerdem wird die Aufgabe der letzten Einheit besprochen. Sie bestand darin, den Körper zu beobachten. Nun gibt es die Möglichkeit, von Erfahrungen zu berichten und Fragen zu klären. Da die Aufgaben freiwillig sind, sollte nicht reihum gefragt werden, ob die Aufgaben erledigt wurden. Eine offene Frage in die Runde: »Sind beim Üben in der Woche Fragen aufgetaucht? Möchte jemand seine Übungserfahrungen teilen?« reicht hier aus.

Hand kritisch betrachten

Die Teilnehmenden erhalten die Anleitung von Arbeitsblatt 14.

ARBEITSBLATT 14 **Die Hand**

Schauen Sie sich bitte Ihre Hand an.
Achten Sie darauf, was damit alles nicht stimmt!
Was gefällt Ihnen nicht?
Was könnte schöner sein?

Welche Gedanken haben Sie?

....

....

....

Jetzt schließen Sie bitte die Augen.
Spüren Sie in Ihre Hand hinein.
In jeden einzelnen Finger.
Bewegen Sie Ihre Hand.
Spüren Sie die Bewegung.
Was können Sie alles mit Ihrer Hand im Alltag anstellen?
Können Sie Ihrer Hand dafür danken?
Nicht jeder Mensch hat zwei funktionierende Hände.

Welche Gedanken haben Sie jetzt?

....

....

....

Die Teilnehmenden bekommen ca. 2–3 Minuten Zeit, um ihre Hand kritisch zu betrachten. Sie können den Hinweis geben, dass sie in dieser Übung ganz bewusst nicht achtsam sein sollen.

Anschließend werden die Beobachtungen reflektiert.

Leitfrage »Was haben Sie gefunden? Welche Erfahrungen möchten Sie teilen?«

Die Beiträge werden an das Whiteboard geschrieben (linke Hälfte; Überschrift: »Hand kritisch beobachten«). Hier sollten möglichst nur kritische Beobachtungen gesammelt werden. Manche Teilnehmende nehmen hier schon eine annehmende Haltung ein. Sie finden dann keine kritischen Punkte an ihrer Hand. Das ist in Ordnung. Es kann ein Hinweis erfolgen, dass die Teilnehmenden schon einen Schritt weiter sind als die meisten Menschen, die diese Übung machen. Viele Menschen finden bei der Betrachtung ihrer Hand sehr viele Dinge, die sie als negativ bewerten.

Besonders treffende Beiträge können die Teilnehmenden in der ersten Tabelle auf Arbeitsblatt 14 eintragen.

Hand achtsam wahrnehmen

Anweisung

»Nehmen Sie bitte eine angenehme Sitzposition ein.
Sie können die Augen schließen oder offen lassen.
Bei geöffneten Augen suchen Sie bitte einen Punkt vor Ihnen,
den Sie während der Übung anschauen.
Dieser Punkt sollte nicht Ihre rechte Hand sein.
Richten Sie nun Ihre Aufmerksamkeit auf Ihre rechte Hand.
Wie fühlt sie sich an?

(Pause – etwa 5 Sekunden)

Wie fühlt sich Ihr Handballen an?

(Pause)

Und Ihre Finger?
Spüren Sie bitte in jeden Finger hinein!
Beginnen Sie mit dem Kleinfinger.
Wie fühlt der sich an?

(Pause)

Gehen Sie weiter zum Ringfinger.
Was fühlen Sie da?

(Pause)

Wie fühlt sich Ihr Mittelfinger an?

(Pause)

Und der Zeigefinger?
Was spüren Sie da?

(Pause)

Wechseln Sie zum Daumen.
Wie fühlt sich Ihr Daumen an?
Bewegen Sie nun Ihre Hand.
Und spüren Sie die Bewegung.

(Pause – etwa 10 Sekunden)

Berühren Sie Ihren Daumen nacheinander mit allen übrigen Fingern der rechten Hand.

(Pause – etwa 15 Sekunden)

Denken Sie jetzt darüber nach,
was Ihre Hand im Alltag alles kann.
Machen Sie ein paar typische Bewegungen für Alltagstätigkeiten.
Überlegen Sie, wie Ihre Hand diese für Sie meistert.

(Pause – etwa 60 Sekunden)

Vielleicht können Sie Ihrer Hand dafür danken,
dass sie so viel für Sie leistet.
Nicht jeder Mensch hat eine rechte Hand.

(Pause – etwa 60 Sekunden)

Bereiten Sie sich bitte auf das Ende der Übung vor.
Wenn Sie so weit sind, öffnen Sie die Augen.«

Eine verkürzte Fassung dieser Anleitung finden die Teilnehmenden zum Nachlesen auf Arbeitsblatt 14.

Die Erfahrungen und Beobachtungen werden reflektiert.

Leitfragen »Welche Erfahrungen möchten Sie teilen? Gab es Unterschiede zur ersten Beobachtung Ihrer Hand?«

Die Antworten werden auf die rechte Seite des Whiteboards geschrieben (Überschrift: »Hand achtsam spüren«).

Die Tafel wird fotografiert und den Teilnehmenden in der nächsten Einheit als Kopie zur Verfügung gestellt. Die Teilnehmenden können eigene oder besonders treffende Gedanken in die untere Tabelle auf Arbeitsblatt 14 notieren.

In dieser Übung können die Teilnehmenden praktisch erfahren, was das Wesen des inneren Beobachters ist. Sie sollen den Unterschied zwischen der kritischen Betrachtung und der achtsamen, erlebnisorientierten Beobachtung kennenlernen. Meist sind die Unterschiede in den Bewertungen und Gedanken während der Übung sehr groß. Eine Teilnehmerin sagte, dass sie jetzt das Bedürfnis habe, sich bei ihrer Hand zu entschuldigen, weil sie eben so kritisch und »oberflächlich« zu ihr war.

Übung 4, Atem betrachten, mit Reflexion 10

Leiten Sie die Übung 4 ein zweites Mal an und fragen Sie nach den Erfahrungen.

Eigenschaften des inneren Beobachters 20

Nun werden die Eigenschaften des Inneren Beobachters erarbeitet. Sie sind angelehnt an die »Elemente der achtsamen Haltung« (HAMMER & KNUF 2013, S. 47–57).

ARBEITSBLATT 15 **Eigenschaften des inneren Beobachters**

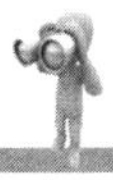

Stellen Sie sich vor:
Jhr innerer Beobachter ist eine Person.
Sie können ihm auch einen Namen geben.
Dann fällt es Jhnen vielleicht leichter, ihn einzuschalten.

Jhr innerer Beobachter hat folgende Eigenschaften:

Gegenwärtigkeit
Er nimmt das wahr, was in diesem Moment passiert.
Was er sieht, hört, schmeckt, riecht, spürt.
Auch Gedanken und Gefühle.

Was nehmen Sie genau in diesem Moment wahr?

………………………………………………………………

………………………………………………………………

………………………………………………………………

Annahme und Akzeptanz
Jhr innerer Beobachter denkt:
»Alles, was ich spüre, darf sein.
Gefühle, Gedanken oder Empfindungen.«
Ob er sie mag oder nicht, ist ihm egal.
Darüber denkt er gar nicht nach.
Es ist jetzt da und darf da sein.

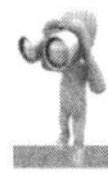

Was nehmen Sie in diesem Moment wahr?
Es darf da sein.
Schreiben Sie das bitte so auf.
Zum Beispiel: »Kugelschreiber – darf da sein.«

………………………………………………………………

………………………………………………………………

………………………………………………………………

Wohlwollen und Mitgefühl
Der innere Beobachter hat ein gutes Herz.
Er möchte, dass alle Wesen – auch Sie –
sicher, glücklich, gesund und mit Leichtigkeit leben.
Er behandelt Sie und alle anderen Wesen wie Freunde.

Was nehmen Sie in diesem Moment wahr?
Begrüßen Sie es freundlich.
Zum Beispiel: »Ach, hallo Kugelschreiber.«

………………………………………………………………

………………………………………………………………

………………………………………………………………

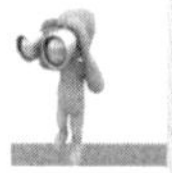

Offenheit und Neugier

Der innere Beobachter beobachtet alles so,
als würde er es zum ersten Mal sehen.
Er möchte wissen, was da gerade passiert.
Und was als Nächstes passiert.
Für ihn ist die Welt voller Wunder.
Ein bisschen wie ein Kind, das die Welt entdeckt.

Was nehmen Sie in diesem Moment wahr?
Wählen Sie ein Objekt in Jhrer Nähe, z. B. einen Kugelschreiber.
Untersuchen Sie es genau.
Finden Sie Gebrauchsspuren?
Was könnte da passiert sein?
Was kann man damit anstellen?
Welche Geräusche kann man damit machen?

Der Jnnere Beobachter ist ein Teil von Jhnen.
Sie können ihn einschalten und nutzen.
Entscheiden Sie selbst, wann Sie das tun wollen!

Der innere Beobachter wird hier als Person betrachtet. Die Eigenschaften der achtsamen Haltung sind seine Persönlichkeitseigenschaften. Das dient der besseren Verständlichkeit. Persönlichkeitseigenschaften werden gemeinhin als überdauernd betrachtet. Schreibt man die Eigenschaften der achtsamen Haltung einer Person zu, fällt es leichter, diese Haltung einzunehmen. Man denkt an die Person (den inneren Beobachter) und assoziiert damit die Eigenschaften der Achtsamkeit.

Um den inneren Beobachter noch »persönlicher« zu machen, kann man ihm einen Namen geben. Um die beobachtende Haltung einzunehmen, kann es dann ausreichen, den Namen zu sagen. Zum Beispiel: »Hans, ich brauche dich gerade.«

Neue Aufgabe

Die Wochenaufgabe ist die Atembetrachtung. Anhand des Arbeitsblattes »Aufgabe 4« können Datum und Uhrzeit der Übungen geplant werden. Die schon bekannten Erinnerungskarten (siehe Seite 68) dienen als Gedächtnisstütze.

AUFGABE 4 **10 Minuten Atem betrachten pro Tag**

(siehe Übung 4)

Notieren Sie bitte Jhre Erfahrungen.

Datum	Uhrzeit	Erfahrungen

Übung 4, Atem betrachten

Wiederholen Sie noch einmal die Übung 4 und leiten Sie dann über zur Reflexion und zum Abschluss der Einheit.

Reflexion der Einheit

Die Gruppenleitung bittet die Teilnehmenden um Rückmeldung zur Einheit.

Leitfrage »Was hat Ihnen heute gefallen und was nicht?«

Die Teilnahme ist freiwillig.

Einheit 5 – Der aktuelle Moment

MODERATIONSPLAN 5 **Einheit 5 Der aktuelle Moment**

Zeit	Inhalt	Methode	Material
10 Min.	5-4-3-2-1-Übung mit Reflexion	Angeleitete Übung + Plenum	Übung 5
10 Min.	Wiederholung Achtsamkeitsbegriff Leitfrage: »Wann waren Sie in den letzten Tagen achtsam?«	Plenum	Arbeitsblatt 4
	Aufgabe vom letzten Mal besprechen: »Gab es beim Üben Fragen oder Erfahrungen, die Sie besprechen möchten?«	Plenum	Aufgabe 4
5 Min.	Das Geheimnis des Zen-Meisters	Vortrag + Plenum	Arbeitsblatt 16
5 Min.	Vorteile des aktuellen Moments Leitfrage: »Welche Vorteile bietet der aktuelle Moment?«	Brainstorming + Einzelarbeit	Whiteboard Arbeitsblatt 17
10 Min.	5-4-3-2-1-Übung mit Reflexion	Angeleitete Übung + Plenum	Übung 5
10 Min.	Pause		
10 Min.	Schwimmen, um zu schwimmen	Vortrag + Plenum	Arbeitsblatt 18 Whiteboard
10 Min.	Strategien Leitfrage: »Was kann Ihnen helfen, in den aktuellen Moment zurückzufinden?«	Brainstorming + Einzelarbeit	Arbeitsblatt 19 Whiteboard
10 Min.	Nachteile des aktuellen Moments Leitfrage: »Welche Nachteile sehen Sie, wenn man ›nur‹ im aktuellen Moment ›lebt‹?«	Brainstorming + Einzelarbeit	Whiteboard Arbeitsblatt 20
	Besprechung der neuen Aufgabe: Skills ausprobieren und einüben	Plenum	Aufgabe 5 + Erinnerungskarten
10 Min.	5-4-3-2-1-Übung	Angeleitete Übung	Übung 5
	Einheit reflektieren »Fragen? Was war gut? Was nicht?«	Plenum	

© Christian Dreher (2021) Achtsamkeit erleben Downloadmaterialien Köln: Psychiatrie Verlag

5-4-3-2-1-Übung mit Reflexion

Diese Übung wurde von Yvonne Dolan entwickelt (Verschiedene Varianten auf https://www.traumatherapie.de/users/bambach/hydratext.html). Sie soll vor allem traumatisierten Menschen helfen, in den Moment zurückzufinden. Sie kann als schnelle Selbsthilfe-Intervention genutzt werden:

- Als Gedankenstopp (Grübeln unterbrechen)
- Zur Neuorientierung nach Albträumen oder Flashbacks
- Als Einschlafhilfe
- Zur Unterbrechung von Angst- und Panikattacken
- Zur Entspannung
- Zur Impulskontrolle (z.B. bei Selbstverletzungsimpulsen)

Den Teilnehmenden wird die Übung 5 ausführlich und mit Beispielen vorgestellt, da während der Übung keine weitere Anleitung erfolgt.

ÜBUNG 5 5-4-3-2-1-Übung

Sie können diese Übung jederzeit in Jhren Alltag einbauen,
beispielsweise in der Straßenbahn oder im Bus.
Sie hilft Jhnen runterzukommen,
zurück in die Gegenwart zu gelangen.

5 Mal sehen, hören, spüren
Nennen Sie 5 Dinge, die Sie jetzt sehen können:
Zum Beispiel:
Monitor
Buch
Wasserflasche
Notizblock
Ordner

Nennen Sie 5 Dinge, die Sie jetzt hören können:
Zum Beispiel:
Computer rauscht
Flugzeug
Bürostuhl quietscht
Stimmen aus dem Nachbarbüro
Regen draußen

Nennen Sie 5 Dinge, die Sie jetzt spüren können:
Zum Beispiel:

Fußsohlen auf dem Boden
Stoff meines Pullovers auf der Haut
Finger auf der Tastatur
Rücken an der Rückenlehne
Wind auf der Haut

4 Mal sehen, hören, spüren
Nennen Sie 4 Dinge, die Sie jetzt sehen können.
Nennen Sie 4 Dinge, die Sie jetzt hören können.
Nennen Sie 4 Dinge, die Sie jetzt spüren können.

3 Mal sehen, hören, spüren ...
2 Mal sehen, hören, spüren ...
1 Mal sehen, hören, spüren ...

Sie können die Dinge leise oder laut benennen.
Versuchen Sie in jeder Runde, neue Dinge zu finden,
auch wenn Wiederholungen möglich sind.

Es sollten Dinge sein, die Sie in diesem Moment wahrnehmen.
Bitte zählen Sie keine Dinge aus der Erinnerung auf,
Sie wollen ja in den Moment zurück.

Quelle
Yvonne Dolan nach Steffen Bambach:
https://www.traumatherapie.de/users/bambach/hydratext.html

Es sollte ein Zeichen vereinbart werden, mit dem die Teilnehmenden signalisieren können, dass sie mit der Übung fertig sind. Manche Teilnehmende sind relativ schnell in wenigen Minuten fertig. Andere brauchen länger, erfahrungsgemäß jedoch nicht länger als 10 Minuten. Als Zeichen kann zum Beispiel der hochgestreckte Daumen fungieren. Die Kursleitung gibt eine kurze Rückmeldung, dass sie den Daumen gesehen hat.

Anschließend sollte ausführlich über die Erfahrungen gesprochen werden, auch um festzustellen, ob die Anleitung richtig verstanden und umgesetzt wurde.

Reflexion »Welche Erfahrungen möchten Sie mit der Gruppe teilen?«

Wiederholung des Achtsamkeitsbegriffs und Besprechung der letzten Aufgabe

Hier kann bei Bedarf eine kurze Wiederholung des Achtsamkeitsbegriffes erfolgen (Arbeitsblatt 4). Die drei Elemente der Definition sollten bei den Teilnehmenden präsent sein:

- Es geht um den aktuellen Moment.
- Alle Erlebnisse dürfen da sein.
- Ablenkungen sind normal! Die Aufmerksamkeit kann einfach zurückgelenkt werden.

Hier kann auch die Liste der achtsamen Momente (Tabelle Arbeitsblatt 4) um die Erlebnisse seit dem letzten Gruppentreffen erweitert werden.

Leitfrage »Wann waren Sie in den letzten Tagen achtsam?«

Außerdem wird die Aufgabe der letzten Einheit besprochen. Sie bestand darin, täglich die Atembetrachtung zu üben. Nun gibt es die Möglichkeit, von Erfahrungen zu berichten und Fragen zu klären. Da die Aufgaben freiwillig sind, sollte nicht reihum gefragt werden, ob die Aufgaben erledigt wurden. Eine offene Frage in die Runde: »Sind beim Üben in der Woche Fragen aufgetaucht? Möchte jemand seine Übungserfahrungen teilen?« reicht hier aus.

Das Geheimnis des Zen-Meisters

Die Gruppenleitung liest die Geschichte »Das Geheimnis des Zen-Meisters« vor. Anschließend wird sie gemeinsam reflektiert. Sie soll einen Einstieg in das Thema »aktueller Moment« erleichtern. Die Schüler in dieser Geschichte erkennen, dass sie bei jeder Aktivität (Stehen, Gehen, Sitzen, Essen) nicht im aktuellen Moment, sondern gedanklich schon bei der nächsten Aktivität bzw. im nächsten Moment sind.

ARBEITSBLATT 16 **Das Geheimnis des Zen-Meisters**

Einige Schüler fragten ihren Zen-Meister:
»Warum bist du so zufrieden und glücklich?«

Der Zen-Meister antwortete:
»Wenn ich stehe, dann stehe ich,
wenn ich gehe, dann gehe ich,
wenn ich sitze, dann sitze ich,
wenn ich esse, dann esse ich.«

Seine Schüler antworteten:
»Das tun wir doch auch.
Verrate uns doch bitte dein Geheimnis!«

Der Meister erwiderte:
»Wenn ich stehe, dann stehe ich,
wenn ich gehe, dann gehe ich,
wenn ich sitze, dann sitze ich,
wenn ich esse, dann esse ich.«

Wieder sagten seine Schüler:
»Aber das tun wir doch auch, Meister!«

Der Zen-Meister aber sagte zu seinen Schülern:
»Nein!
Wenn ihr sitzt, dann steht ihr schon,
wenn ihr steht, dann lauft ihr schon,
wenn ihr lauft, dann seid ihr schon am Ziel.«

Oft sorgt diese Geschichte für Aha-Erlebnisse. Die Möglichkeit, den aktuellen Moment wahrzunehmen, statt sich gedanklich bereits mit dem folgenden zu befassen, wirkt auf viele Menschen unnatürlich. Natürlich denke ich beim Gehen schon an mein Ziel und was mich dort erwartet. Das Gehen funktioniert ja »automatisch«. Wir kommen gar nicht mehr auf die Idee, dass man auch einfach nur »gehen« kann.

Vorteile des aktuellen Moments

Leitfrage »Welche Vorteile bietet der aktuelle Moment?«

Die Beiträge der Teilnehmenden werden kommentarlos und möglichst wortgetreu auf das Whiteboard geschrieben. Die Beiträge bleiben vorerst auf dem Whiteboard, da sie später ergänzt werden können. Eigene und besonders treffende Beiträge können die Teilnehmenden selbst auf Arbeitsblatt 17 übertragen.

ARBEITSBLATT 17 **Vorteile des aktuellen Moments**

Welche Vorteile bietet der aktuelle Moment?

....

....

....

Der aktuelle Moment liegt zwischen Vergangenheit und Zukunft.
Bei der Atembetrachtung zählt nur der aktuelle Atemzug,
beim Gehen nur der aktuelle Schritt.
Der Vorherige ist Vergangenheit.
Der Nächste ist Zukunft.

»Wir verpassen unzählige Momente,
die wir eigentlich erleben könnten …«
Das sagt Jon Kabat-Zinn.

Quelle
KABAT-ZINN, J. (2016): Mindfulness for Beginners. Boulder, Colorado: Sounds true.

Hinweis Wenn die folgenden Punkte nicht genannt werden, sollten sie zusätzlich besprochen werden:

Wir verpassen weniger und können mehr erleben.
Der aktuelle Moment beschränkt die Anforderungen an uns.

»5-4-3-2-1-Übung« mit Reflexion

Leiten Sie die Übung 5 ein zweites Mal an und fragen Sie nach den Erfahrungen.

Schwimmen, um zu schwimmen

Die Gruppenleitung liest nun die Geschichte vom Schwimmen vor. Sie verdeutlicht Achtsamkeit bei Alltagstätigkeiten. Die Rückkehr in den aktuellen Moment gelingt hier, indem die Aufmerksamkeit auf den aktuellen Schwimmstoß gelenkt wird. Es geht nicht um die restliche Zeit, die noch geschwommen werden »muss«. Es geht auch nicht um Erfahrungen aus der Vergangenheit. Vielleicht die Erschöpfung beim letzten Schwimmbadbesuch. Es geht nur um den Moment.

ARBEITSBLATT 18 **Der aktuelle Moment**

Der aktuelle Moment beschränkt aber auch die Anforderungen an uns.
Jn diesem Moment machen Sie einen Schritt.
Der lange Weg zum Bahnhof ist Zukunft.
Die vielen Schritte zum Bahnhof sind auch Zukunft.
Der eine Schritt in diesem Moment zählt.
Mehr müssen Sie in diesem Moment nicht leisten.

Schwimmen, um zu schwimmen
Jch möchte jede Woche 1 Stunde schwimmen.
Es ist ein tolles Gefühl, im Wasser zu schweben.
Die Geschwindigkeit zu spüren.

Jrgendwann schaue ich auf die Uhr.
Manchmal denke ich dann:
»Toll, du darfst noch 50 Minuten schwimmen.«
Meistens aber:
»Oje. Noch 50 Minuten?
Meine Muskeln tun schon weh.
Wie soll ich noch 50 Minuten aushalten?«

Dann verändert sich etwas.
Es geht nicht mehr um das Schwimmen.
Es geht um das Ankommen.
Der Spaß verschwindet.
Und ich kämpfe mit der Uhr.
Und mit mir.

Dann denke ich an den Zen-Meister:
»Wenn ich schwimme, dann schwimme ich.«

Jch konzentriere mich nur auf den aktuellen Schwimmstoß,
die Bewegung in Armen und Beinen,
das Wasser, das mir über die Haut gleitet.
Nur der aktuelle Schwimmstoß.

Der Nächste ist Zukunft.
Und die Nächsten, bis zum Ende der Stunde.
Alle in der Zukunft.
Nur dieser Schwimmstoß zählt.
Und dieser.

Dann verändert sich wieder etwas.
Der Spaß kommt zurück.
Die Empfindungen im Körper.

Jch mache so weiter.
Manchmal schaue ich auf die Uhr.
Oder ein Gedanke zieht meine Aufmerksamkeit weg.
Jch lenke meine Aufmerksamkeit wieder zurück.
Zum aktuellen Schwimmstoß.

Jrgendwann ist die Stunde vorbei.
Jch habe gar nicht gemerkt wie.
Und es hat Spaß gemacht.

Dieses Prinzip kann auch für andere alltägliche Verrichtungen empfohlen werden.

Beispiele
Spülen: Aufmerksamkeit liegt auf dem aktuellen Teller. Wie fühlt er sich an? Wie riecht das Spülmittel gerade? Wie sieht er aus? Gibt es noch Flecken? Siehe hierzu auch »Die Tasse in der Hand« von Thich Nhat Hanh (Hammer & Knuf 2013, S. 208f.).
Kirschen entkernen: Es zählt nur die aktuelle Kirsche. Nicht der Eimer, den ich noch abarbeiten muss. Welche Wahrnehmungen gibt es hier? Gerüche? Bewegungsempfindungen? Kirschsaft auf der Haut?

Die Teilnehmenden erhalten Gelegenheit, die Liste auf Whiteboard oder Flipchart zu ergänzen. Der Anschrieb wird fotografiert und den Teilnehmenden beim nächsten Mal als Kopie zur Verfügung gestellt.

Strategien

Die in Arbeitsblatt 19 aufgelisteten Strategien werden kurz vorgestellt (siehe Seite 84).

Leitfrage »Was kann Ihnen helfen, in den aktuellen Moment (zurück) zu finden?«

Die Beiträge der Teilnehmenden werden gesammelt und kommentarlos und wortgetreu auf Whiteboard oder Flipchart notiert.

In der Dialektisch-Behavioralen Therapie (DBT) wird Achtsamkeit vor allem in den sogenannten Skillsgruppen vermittelt. Die DBT wurde von Marsha Linehan als spezifische Intervention für Menschen mit Borderline-Erleben entwickelt.

Skills sind Fertigkeiten, laut Duden eine »durch Übung erworbene Gewandtheit, Geschicklichkeit im Ausführen bestimmter Tätigkeiten«. Die Betroffenen sollen individuelle Techniken erlernen und kultivieren, die in akuten Krisen eingesetzt werden können. Die Skills sollen den Betroffenen helfen, Anspannung zu lösen und in den Moment zurückzufinden. Die individuelle Sammlung von Skills wird auch als Notfallkoffer bezeichnet. »Ein Notfallkoffer enthält alle Ideen oder Gegenstände, die in akuten Krisensituationen hilfreich sein können.« (Knuf & Tilly 2018, S. 92). Viele Teilnehmende kennen die Begriffe Skills oder Notfallkoffer aus eigener Erfahrung oder von Bekannten.

ARBEITSBLATT 19 **Methoden, um in den aktuellen Moment zu finden**

Tief durchatmen
Den Atem 3-5 Züge lang beobachten
5-4-3-2-1-Übung
Fußsohlen spüren
An etwas riechen (z.B. Parfum)
Etwas schmecken (z.B. »scharfes« Bonbon)
Fäuste ballen, auf die Anspannung achten und loslassen
Körper abklopfen
Auf 1 Bein stehen
Ball hochwerfen und fangen

Tipp:
Unser Körper ist immer in der Gegenwart.
Er eignet sich wunderbar zum Üben.

Was hilft Ihnen, in den aktuellen Moment zurückzufinden?

....

....

Welche Nachteile sehen Sie,
wenn man nur im aktuellen Moment lebt?

....

....

....

Auch Menschen ohne Borderline-Erleben profitieren von einem Notfallkoffer. Das kann hier thematisiert werden. Aus den gesammelten Strategien können sich die Teilnehmenden etwa 5 aussuchen und auf Arbeitsblatt 19 in die Tabelle eintragen.

Der Notfallkoffer ist damit noch nicht vollständig. »Ein Notfallkoffer muss wachsen. Es ist aber wichtig, erst einmal anzufangen« (Knuf & Tilly 2018, S. 93). Neue Strategien können jederzeit aufgenommen werden. Manche Betroffene hängen sich eine Notfallliste mit den Strategien an den Kühlschrank, sodass sie immer präsent ist und bei Bedarf gelesen werden kann. Andere haben ein kleines Sortiment aus ihrem Notfallkoffer immer dabei, um in akuten Situationen reagieren zu können, z.B. Pfefferminzöl, scharfe Bonbons usw. Anregungen und Beispiele aus verschiedenen Kategorien finden sich bei Knuf & Tilly 2018, S. 90–96.

Hinweis Notfallstrategien oder auch bestimmte Achtsamkeitsübungen werden teilweise auch zur Vermeidung von quälenden Gedanken oder Gefühlen eingesetzt (Hammer & Knuf 2013, S. 210). Anders ausgedrückt, man versucht Gefühle wegzumeditieren. »Versuche, Unangenehmes zu unterdrücken, wurden von Psychologen intensiv erforscht. Alle Studien kommen zu demselben Ergebnis: Je mehr wir versuchen, unerwünschte Gedanken oder Gefühle zu unterdrücken, desto stärker werden sie.« (Germer 2012, S. 42). Auf die Themen Erlebnisvermeidung und achtsamer Umgang mit Gefühlen wird später noch eingegangen. Aber schon hier kann bereits ein diesbezüglicher Hinweis erfolgen: Vermeidung verstärkt!

Vermeidung sollte nur dann genutzt werden, wenn Gefühle oder Gedanken so stark sind, dass sie an die Grenze des Ertragbaren heranreichen. »Es nützt niemandem, wenn wir uns von unseren Gefühlen überwältigen lassen und nicht mehr fähig sind, im Alltag zu funktionieren.« (Germer 2012, S. 42). Die Empfehlung ist also hier, bewusst zu entscheiden: Vermeide ich mit der Folge, dass die Gedanken und Gefühle wahrscheinlich verstärkt werden, oder stelle ich mich diesen und erkenne, dass ich sie aushalten kann.

Vermeidung kann auch als das Gegenteil von Achtsamkeit dargestellt werden. Bin ich achtsam, wende ich mich meinem aktuellen Erleben zu. Ich akzeptiere, dass dieser Moment so ist, wie er ist. Durch Vermeidung, auch durch die Anwendung eines Skills, lenke ich meine Aufmerksamkeit vom aktuellen Erleben weg. Manchmal ist das notwendig. Wenn uns dieses Verhalten vor einem Wutausbruch schützt, der uns den Job kosten könnte, haben wir die richtige Entscheidung getroffen. Aber ein echter Lernprozess im Umgang mit Gefühlen, insbesondere die Ausbildung von Emotionstoleranz, wird damit verhindert. Emotionstoleranz gehört zu den wichtigsten und wirkungsvollsten Fähigkeiten im Umgang mit Gefühlen (Knuf 2020b, S. 101).

Die Teilnehmenden werden in den nächsten Einheiten noch viel zum Thema Vermeidung und ihrer Wirkung erfahren. Hinweise zum jetzigen Zeitpunkt sichern den nachhaltigen Lernerfolg, weil es hier um Strategien geht, die zur Vermeidung eingesetzt werden könnten.

Die Inhalte dieses Angebots haben lediglich erklärenden Charakter und sollten bei Bedarf psychotherapeutisch nachbearbeitet werden. Die Teilnahme an einer Achtsamkeitsgruppe kann keine Therapie ersetzen.

Nachteile des aktuellen Moments

Leitfrage »Welche Nachteile sehen Sie, wenn man ›nur‹ im aktuellen Moment ›lebt‹?«

Teilweise wenden Teilnehmenden ein, dass »man nicht immer im aktuellen Moment« leben kann. Diesen Bedenken wird mit der Sammlung der Nachteile Raum gegeben. Es ist natürlich richtig, dass der aktuelle Moment nicht als Rückzugsort missbraucht werden darf, um eine realistische Zukunftsplanung oder die Bearbeitung von Erlebnissen aus der Vergangenheit zu vermeiden. Eine achtsame Haltung soll nicht dazu führen, dass Menschen keine Entscheidungen mehr treffen, keine Vorsorge mehr betreiben oder sich keine Ziele mehr setzen. Sie kann aber dazu führen, dass man genau diese Dinge bewusst, überlegt und unvoreingenommen angeht.

Die Beiträge werden kommentarlos und wortgetreu auf das Whiteboard unter die Leitfrage notiert. Ein Foto wird in der nächsten Einheit ausgehändigt. Eigene und besonders treffende Beiträge können die Teilnehmenden in die untere Tabelle auf Arbeitsblatt 19 (siehe Seite 84) notieren.

Ergänzend kann Arbeitsblatt 20 hinzugezogen werden.

ARBEITSBLATT 20 Der aktuelle Moment – eine Entscheidung

Achtsamkeit bedeutet nicht, nur im Moment zu leben.
Sie entscheiden aber, was in den aktuellen Moment gehört.
Zum Beispiel:
Wenn Sie spülen, spülen Sie.
Sie machen sich keine Gedanken über die Aufgaben im Büro.

Sie planen Ihre berufliche Zukunft.
In diesem Moment gehört Ihre ganze Aufmerksamkeit Ihrer Zukunft.
In diesem Moment machen Sie nichts anderes,
nicht essen, Staub saugen oder spülen.

Wir können mehrere Dinge gleichzeitig tun.
Manche sagen dazu Multitasking.
Das ist aber sehr anstrengend für unser Gehirn.
Es muss dann immer wieder hin und her schalten.
Das hat zur Folge, dass wir nirgends voll dabei sind.

Wir verpassen Momente.
Und fühlen uns gestresst.
Die Aktivität macht dann keinen Spaß.
Oder wir nehmen sie nicht wahr

Neue Aufgabe

In der kommenden Woche probieren die Teilnehmenden verschiedenen Methoden aus, um in den Moment zu kommen. Ihre Erfahrungen können Sie auf dem Aufgabenblatt notieren.

Die Erinnerungskarten dienen als Gedächtnisstütze.

AUFGABE 5 3 x täglich die 5-4-3-2-1-Übung

Probieren Sie die 5-4-3-2-1-Übung aus (Übung 5).
Machen Sie sie 3 × täglich.
Protokollieren Sie bitte Jhre Erfahrungen.

Datum	Uhrzeit	Situation	Erfahrungen

ERJNNERUNGSKARTEN 5 Countdown in den aktuellen Moment

»Achtsamkeit erleben« 12345 Countdown in den aktuellen Moment	»Achtsamkeit erleben« 12345 Countdown in den aktuellen Moment	»Achtsamkeit erleben« 12345 Countdown in den aktuellen Moment
»Achtsamkeit erleben« 12345 Countdown in den aktuellen Moment	»Achtsamkeit erleben« 12345 Countdown in den aktuellen Moment	»Achtsamkeit erleben« 12345 Countdown in den aktuellen Moment
»Achtsamkeit erleben« 12345 Countdown in den aktuellen Moment	»Achtsamkeit erleben« 12345 Countdown in den aktuellen Moment	»Achtsamkeit erleben« 12345 Countdown in den aktuellen Moment

5-4-3-2-1-Übung

Wiederholen Sie noch einmal die Übung 5 und leiten Sie dann über zur Reflexion und zum Abschluss der Einheit.

Reflexion der Einheit

Die Gruppenleitung bittet die Teilnehmenden um Rückmeldung zur Einheit.

Leitfrage »Was hat Ihnen heute gefallen und was nicht?«

Die Teilnahme ist freiwillig.

In der nächsten Einheit wird die Übung »achtsames Essen«durchgeführt. Bereiten Sie entsprechend eine kleine Auswahl Lebensmittel vor. Gut eignen sich Nüsse, Trockenfrüchte aber auch frisches Obst wie Erdbeeren, Kirschen, Heidelbeeren, Ananas usw. oder Schokolade (Hammer 2014, S. 148f.). Auf jeden Fall sollte eine kleine Menge Rosinen dabei sein.

Einheit 6 – Erlebnisbereitschaft I

MODERATIONSPLAN 6 **Einheit 6 Erlebnisbereitschaft I**

Zeit	Inhalt	Methode	Material
15 Min.	Achtsam essen mit Reflexion Die Teilnehmenden suchen sich etwas aus, das sie mögen	Angeleitete Übung + Plenum	Schokolade, Früchte, Nüsse Übung 6
10 Min.	Wiederholung Achtsamkeitsbegriff Leitfrage: »Wann waren Sie in den letzten Tagen achtsam?«	Plenum	Arbeitsblatt 4
	Aufgabe vom letzten Mal besprechen: »Gab es beim Üben Fragen oder Erfahrungen, die Sie besprechen möchten?«	Plenum	Aufgabe 5
10 Min.	Was ist Erlebnisbereitschaft? Leitfragen: »Was haben Sie sich für das Genusstraining ausgesucht? Warum?«	Brainstorming + Plenum	Arbeitsblatt 21 Whiteboard
	Alle Erlebnisse dürfen sein	Einzelarbeit	Arbeitsblatt 22

Zeit	Inhalt	Methode	Material
10 Min.	Unangenehme Erfahrungen I: »Ich hasse …« Leitfrage I: »Was kann ich tun, wenn ich irgendwo Rosinen entdecke (in Kuchen, Müsli usw.)?« Leitfrage II: »Helfen die Strategien zum Umgang mit den verhassten Rosinen auch bei anderen unangenehmen Situationen weiter?«	Vortrag + Plenum	Whiteboard Arbeitsblatt 22
10 Min	Pause		
15 Min.	Achtsam essen mit Reflexion Jetzt nehmen die Teilnehmenden etwas, das sie nicht mögen, z.B. eine Rosine	Angeleitete Übung + Plenum	Übung 6
5 Min.	Unangenehme Erfahrungen II: Vermeidungsstrategien	Vortrag + Plenum Einzelarbeit	Arbeitsblatt 23
	Besprechung der neuen Aufgabe: Achtsam essen	Plenum	Aufgabe 6 + Erinnerungskarten
15 Min.	Achtsam essen	Angeleitete Übung	Übung 6
	Einheit reflektieren: »Fragen? Was war gut? Was nicht?«	Plenum	

Übung 6, Achtsam essen, mit Reflexion

15

Die Übung 6 wird vorbesprochen und anschließend von der Gruppenleitung angeleitet.

ÜBUNG 6 **Achtsam essen**

Entscheiden Sie sich für ein Lebensmittel.
Besonders gut eignen sich:
Früchte (frisch oder getrocknet)
Schokolade (kleines Stück)
1 Tasse Tee
Nüsse

Jch werde die Übung mit einer Rosine beschreiben.
Sie können auch etwas anderes nehmen.
Verändern Sie die Anweisungen dann entsprechend.

Sie müssen während der Übung nichts leisten,
nur wahrnehmen, was ist.

Alles, was Sie spüren, darf sein.
Seien Sie neugierig!

Ablenkungen sind normal.
Begrüßen Sie den Grund für die Ablenkung kurz und freundlich:
»Ach, hallo …«
Lenken Sie Jhre Aufmerksamkeit wieder zurück auf die Übung.

Legen Sie die Rosine zunächst auf Jhre Handfläche.
Betrachten Sie die Rosine von allen Seiten.
Stellen Sie sich vor, sie hätten noch nie eine Rosine gesehen.
Seien Sie neugierig beim Untersuchen der Oberfläche!

Nehmen Sie die Rosine jetzt zwischen Daumen und Zeigefinger.
Betrachten Sie die Rosine erneut,
von allen Seiten.
Bewegen Sie nun die Rosine zwischen Jhren Fingern.
Achten Sie darauf, wie sich das anfühlt.
Versuchen Sie, die Oberfläche genau zu spüren.

Wenn Sie möchten, können Sie jetzt die Augen schließen,
oder Sie lassen die Augen offen.
Suchen Sie sich bei offenen Augen einen Punkt vor Jhnen aus.
Den schauen Sie während der Übung an.

Riechen Sie an der Rosine.
Was riechen Sie?
Stellen Sie sich vor, Sie hätten noch nie an einer Rosine gerochen.

Führen Sie die Rosine jetzt zu Jhren Lippen.
Berühren Sie die Oberfläche mit Jhren Lippen.
Spüren Sie auch hier, wie sich die Oberfläche anfühlt.

Jetzt nehmen Sie die Rosine in den Mund – ohne zu kauen.
Betasten Sie die Oberfläche mit Jhrer Zunge.
Spüren Sie jede Unebenheit.

Jetzt achten Sie bitte auf den Geschmack.
Wie schmeckt eine Rosine?
Stellen Sie sich vor, Sie hätten noch nie eine Rosine probiert.

Die Übung, achtsam essen, orientiert sich an der Rosinen-Meditation nach Jon Kabat-Zinn (Kabat-Zinn 2016, S. 143f.) und wurde hier in Leichter Sprache formuliert. »Diese Übung wird überall auf der Welt in der ersten Kurseinheit des MBSR-Programms praktiziert.« Sie dient der »Wiederentdeckung der Sinne« (Schneider 2012, S. 28).

In »Achtsamkeit erleben« wird die Übung mit einer breiteren Auswahl an Lebensmitteln durchgeführt, ähnlich wie im SBT, im Stressbewältigungstraining für psychisch kranke Menschen (Hammer 2014, S. 148f.). Die Überschrift ist hier »Erlebnisbereitschaft«. Die Teilnehmenden können mit der Übung ganz praktisch das Thema der letzten Einheit vertiefen, dass wir durch Unachtsamkeit unzählige Augenblicke verpassen, die wir eigentlich erleben könnten.

Prüfen Sie, ob sich die Form der Rosine verändert hat.
Vielleicht ist sie etwas weicher geworden?

Jetzt beißen Sie einmal in die Rosine.
Was spüren Sie jetzt?
Hat sich der Geschmack verändert?
Oder die Form?
Tasten Sie mit der Zunge über die beiden Teile.

Zerkauen Sie die Rosine jetzt.
Achten Sie genau darauf, was passiert.
Geschmack.
Form.

Wenn Sie so weit sind, schlucken Sie die Rosine runter.
Spüren Sie genau hin, was beim Schlucken passiert.
Jn Jhrem Mund.
Mit Jhrer Zunge.
Jn Jhrem Hals.

Spüren Sie noch einmal nach, wie sich Jhr Mundraum anfühlt.
Können Sie die Rosine noch nachschmecken?

Sie können die Übung jetzt beenden.

Essen wird von vielen Menschen einfach konsumiert. Wie viel Erlebnis in einer Rosine oder Cranberry stecken kann, entdecken die Teilnehmenden in dieser Übung.

Hinweis Allergien und Unverträglichkeiten sollten vorher geklärt werden. Wenn Sie eine Nussmischung wie z.B. Studentenfutter anbieten, sollte ein Hinweis erfolgen, dass die Trockenfrüchte zusammen mit Nüssen aufbewahrt wurden.

Reflexion »Welche Erfahrungen möchten Sie mit der Gruppe teilen?«

Erfahrungsgemäß entdecken die Teilnehmenden in dieser Übung viele Dinge und Empfindungen, die sie bislang beim Essen nicht wahrgenommen haben. Ein Teilnehmer berichtete begeistert von der Tastempfindung der »Bruchkante der Schokolade«. Darauf wolle er in Zukunft öfter achten.

Das achtsame Essen verlängert den Genuss beim Essen, weil man sich länger mit dem Bissen im Mund beschäftigt, statt ihn zu verschlingen. Achtsames Essen hat mittlerweile auch einen festen Platz in der Behandlung verschiedener Essstörungen und in der Ernährungsberatung gefunden. Es wird dort teilweise als Genusstraining bezeichnet.

Wiederholung des Achtsamkeitsbegriffs und Besprechung der letzten Aufgabe

Hier kann bei Bedarf eine kurze Wiederholung des Achtsamkeitsbegriffes erfolgen (Arbeitsblatt 4). Die drei Elemente der Definition sollten bei den Teilnehmenden präsent sein:

- Es geht um den aktuellen Moment.
- Alle Erlebnisse dürfen da sein.
- Ablenkungen sind normal! Die Aufmerksamkeit kann einfach zurückgelenkt werden.

Hier kann auch die Liste der achtsamen Momente (Tabelle Arbeitsblatt 4) um die Erlebnisse seit dem letzten Gruppentreffen erweitert werden.

Leitfrage »Wann waren Sie in den letzten Tagen achtsam?«

Außerdem wird die Aufgabe der letzten Einheit besprochen. Sie bestand darin, mit Methoden zu experimentieren, um in den aktuellen Moment zu kommen. Nun gibt es die Möglichkeit, von Erfahrungen zu berichten und Fragen zu klären, die beim Üben aufgekommen sind. Da die Aufgaben freiwillig sind, sollte nicht reihum gefragt werden, ob die Aufgaben erledigt wurden. Eine offene Frage in die Runde: »Sind beim Üben in der Woche Fragen aufgetaucht? Möchte jemand seine Übungserfahrungen teilen?« reicht hier aus.

Was ist Erlebnisbereitschaft?

Anhand des Arbeitsblattes 21 wird der Begriff »Erlebnisbereitschaft« mit den Teilnehmenden erarbeitet.

ARBEITSBLATT 21 **Erlebnisbereitschaft**

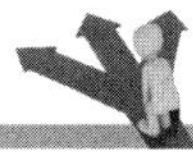

Das Wort Erlebnisbereitschaft besteht aus zwei Teilen:
Erlebnis und Bereitschaft.

Erlebnis kommt von »erleben«.
Damit ist alles gemeint, was Sie erleben können:
Empfindungen wie Gerüche, Geräusche oder Berührungen,
Gedanken wie »Ich schaffe das nicht« oder »Dieser Pulli ist schön«,
Gefühle wie Angst, Freude, Ärger, Neugier, Trauer, Verzweiflung.

Bereitschaft kommt von »bereit sein«.
Ich kann jetzt loslegen.
Ich bin gut vorbereitet.

Erlebnisbereitschaft bedeutet also:
Ich bin bereit zu erleben.
Ich entscheide mich bewusst für das Erleben.
Bei positiven Erlebnissen fällt uns das leicht.
Zum Beispiel:
Ein leckeres Essen genießen.
Oder die Freude zu erleben, wenn wir unser Lieblingslied hören.

ARBEITSBLATT 22 **Alle Erlebnisse dürfen sein**

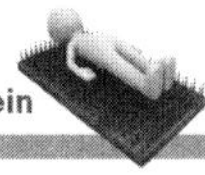

Wofür haben Sie sich beim achtsamen Essen entschieden? Warum?

....

....

....

Was raten Sie einem Menschen, der Rosinen hasst?

....

....

....

Erlebnisbereitschaft geht weiter.
Sie beschränkt sich nicht auf positives Erleben.
Seien Sie bereit, auch Dinge zu erleben, die Sie nicht mögen.
Seien Sie neugierig, wie sich das anfühlt.
Zum Beispiel, wenn Sie das nächste Mal Ihre Fenster putzen.
Es geht nicht darum, es zu mögen.
Sie sammeln einfach nur Erfahrungen.

Richten Sie Ihre Aufmerksamkeit genau da hin:
auf das Erleben.
Seien Sie neugierig, was passiert.
Alle Erlebnisse dürfen sein.

In die Tabelle auf Arbeitsblatt 22 können die Teilnehmenden ihre Erfahrungen eintragen.

Leitfragen »Was haben Sie sich für das Genusstraining ausgesucht? Warum?«

Die achtsamkeitsbasierte Akzeptanz- und Commitment-Therapie (ACT) arbeitet mit sogenannten FEEL-Übungen. FEEL steht für Feeling Experiences Enriches Living – also: Erlebnisse fühlen bereichert das Leben (Hammer & Knuf 2013, S. 100).

Bereitschaft bedeutet in diesem Zusammenhang: die bewusste Entscheidung für das Erleben. Die Betroffenen können die Erfahrung machen, dass »persönliche Bereitschaft eine Wahl ist. Niemand ›wählt‹ Angst. Sie tritt einfach ein. Bei der Entscheidung geht es darum, ob jemand bereit ist, Erfahrungen mit der Angst zu machen, wenn sie aufkommt, und zu tun, was wichtig ist« (Hammer & Knuf 2013, S. 101).

Hinweis Bei den FEEL-Übungen geht es nicht darum, die emotionale Reaktion zu »löschen«. Für die Teilnehmenden bedeutet das, »mit allem, womit sie Erfahrung machen, zu leben«, vor allem »angstbezogene Beschwerden aus einer nichturteilenden und mitfühlenden Perspektive anzugehen«. Löschungsprozesse werden dabei wahrscheinlich ablaufen, sind aber nicht Ziel der ACT-Intervention (Hammer & Knuf 2013, S. 100f.).

Beispiel Eines Morgens trat ich vor die Haustür. Ein kalter Wind wehte mir ins Gesicht und fuhr durch meine Kleider. Ich kauerte mich ganz automatisch zusammen, um mich vor der Kälte zu schützen. Auf dem Fahrrad wartete aber noch eine halbe Stunde bei diesem Wetter auf mich. Ich hatte es mir vorgenommen, auch im Winter mit dem Rad zu fahren. Aus irgendeinem Grund dachte ich in diesem Moment an die Erlebnisbereitschaft des Achtsamkeitskonzepts. Ich machte mich bereit zu erleben, was der Winter für mich zu bieten hat. Ich richtete mich auf, um mal zu schauen, wie kalt es wirklich ist. Ich durfte feststellen: Es ist auszuhalten. Lieber wäre mir natürlich, in kurzer Hose und T-Shirt durch die Sonne zu radeln. Aber das hatte dieser Moment nicht zu bieten. Ich musste die Kälte nicht mögen, konnte sie aber erleben und feststellen, dass ich ohne »Winterfrust« auf der Arbeit erscheinen kann. Den hätte mir die ständige Verärgerung über diese Temperaturen bestimmt beschert.

Diese Erfahrung ist hier nur als Hintergrundinformation gedacht. Im Rahmen der Gruppe werden keine Expositionsübungen durchgeführt. Das ist eine verhaltenstherapeutische Intervention, die vor allen Dingen zur Behandlung von Ängsten eingesetzt wird. Das Gruppenangebot »Achtsamkeit erleben« hat rein edukativen Charakter. Es stellt keine therapeutische Intervention dar. Eine Exposition – insbesondere, wenn starke Gefühle damit verbunden sind – sollte ausschließlich von therapeutisch geschultem Personal durchgeführt werden.

Unangenehme Erfahrungen I: »Ich hasse …« 10

Diese Übung wird von der Gruppenleitung mit folgenden Worten eröffnet: »Wissen Sie, ich hasse Rosinen. Wenn ich die schon sehe, wird mir schlecht. Diese verschrumpelten Dinger. Ich frage mich, wer die überhaupt mag. Und was die im Kuchen verloren haben.«

Leitfrage »Was kann ich tun, wenn ich irgendwo Rosinen entdecke (in Kuchen, Müsli usw.)«

Die Antworten der Teilnehmenden werden unter der Frage kommentarlos und möglichst wortgetreu auf Whiteboard oder Flipchart geschrieben.

Hinweis Da zu diesem Zeitpunkt viele Teilnehmende erfahrungsgemäß das Konzept der Achtsamkeit schon präsent haben, kommen bereits teilweise Antworten wie »Wahrnehmen, ohne zu bewerten« usw. Hier kann ein Hinweis erfolgen, dass an dieser Stelle ausdrücklich nach Alltagsstrategien gesucht wird. Hilfestellung kann eine Formulierung sein wie: »Stellen Sie sich vor, Sie hassen Rosinen und gehen durch den Supermarkt. Auf was achten Sie beim Einkauf?«

Die Teilnehmenden können für sie besonders passende Antworten in die Tabelle auf Arbeitsblatt 22 eintragen.

Häufige Antworten sind:

- »Müsli und Kuchen nicht kaufen.«
- »Rosinen aussortieren bzw. rauspulen.«

Anschließend werden die Teilnehmenden mit folgender Aussage konfrontiert:

»Ich hasse meine Angst, wenn ich in einer Gruppe etwas sagen muss. Ich kann einfach nicht vor Leuten reden. Früher hatte ich die Probleme nur, wenn ich mehrere Sätze frei sprechen musste. Heute ist mir die Frage ›Wie geht es Ihnen?‹ schon zu viel. Ich hasse diese ängstliche Seite an mir.«

Leitfrage »Was kann ich hier tun? Helfen die Strategien zum Umgang mit den verhassten Rosinen auch bei anderen unangenehmen Situationen weiter?«

Die Antworten der Teilnehmenden werden unter der Frage kommentarlos und möglichst wortgetreu auf Whiteboard oder Flipchart geschrieben. In der Regel wird ein Unterschied zwischen »Hassobjekten«, denen man ausweichen kann, und solchen, denen man nicht ausweichen kann, erkannt werden: Rosinen kann man vermeiden, indem man sie bewusst nicht einkauft oder sie aussortiert. Vermeidung von Angst führt jedoch dazu, dass sie stärker wird. Vermeidungsstrategien führen hier also nicht weiter.

Übung 6, Achtsam essen, mit Reflexion

Die Teilnehmenden bekommen die Aufgabe, ein Lebensmittel zu wählen, das sie selbst nicht aussuchen würden, weil sie es entweder nicht mögen oder etwas anderes lieber mögen. Die Übung wird wie in Übung 6 beschrieben durchgeführt und angeleitet.

Hinweis Auch an dieser Stelle sollte noch mal ein Hinweis erfolgen, dass keine Lebensmittel konsumiert werden sollen, bei denen Allergien oder Unverträglichkeiten bekannt sind. Es geht nicht darum, sich unangenehmen Erfahrungen auszusetzen. Es geht um eine Haltung, die es ermöglicht, Situationen neutral und akzeptierend zu betrachten.

Eine achtsame Haltung hat ihre Grenzen, und zwar dort, wo man sich selbst oder anderen schadet. Zum Beispiel: Wer sich mit einer Rasierklinge in den Arm schneidet und die Schmerzempfindungen neutral und akzeptierend beobachtet, handelt nicht achtsam.

Verschiedene Autoren verwenden gerne das Bild, dass Achtsamkeit von Mitgefühl eingerahmt werden sollte – und zwar von Mitgefühl gegenüber sich selbst und anderen. Selbstverletzung ist keine mitfühlende Handlung, daher auch nicht achtsam. Wer möchte, kann hier schon darauf hinweisen, dass die Teilnehmenden zum Thema Akzeptanz und Mitgefühl in den Einheiten 9 und 10 mehr erfahren.

In der Reflexion wird besonders beleuchtet, ob es den Teilnehmenden gelungen ist, eine neutrale Haltung einzunehmen oder ob es ihnen vielleicht sogar gelungen ist, die Übung mit einem Lebensmittel zu genießen, das sie sich unter anderen Umständen nicht ausgesucht hätten. Oft melden die Teilnehmenden zurück, dass »es gar nicht so schlimm war« oder sie die interessante Erfahrung gemacht haben, dass eine Rosine mehr zu bieten hat als den Geschmack, den man in Erinnerung hatte.

Hinweis Es sollte hier noch mal darauf hingewiesen werden, dass Erlebnisbereitschaft genau das ist, was die Teilnehmenden gerade erlebt haben. Sie haben sich entschieden, etwas zu spüren, das sie eigentlich nicht spüren wollen. Sie haben sich einer unangenehmen Erfahrung geöffnet und diese zugelassen – im besten Fall mit dem Ergebnis, dass das möglich ist.

Die Teilnehmenden können ihre Erfahrungen in die Tabelle auf Arbeitsblatt 23 eintragen.

ARBEITSBLATT 23 **Unangenehme Erfahrungen**

Sie wählen jetzt etwas aus, das Sie nicht mögen (z. B. Rosine).
Welche Erfahrungen haben Sie gemacht?

....

....

....

Hier hatten Sie die Wahl.
Sie hätten die Übung auch einfach nicht machen können,
also der Erfahrung ausweichen.
Es gibt aber Erfahrungen, denen kann man nicht ausweichen,
Angst zum Beispiel.

Unangenehme Erfahrungen II: Vermeidungsstrategien

Zur Vertiefung des Themas werden die Inhalte von Arbeitsblatt 23 besprochen.

Neue Aufgabe

Die Teilnehmenden überlegen, welche Mahlzeiten sie in der kommenden Woche achtsam essen möchten. Erfahrungen können auf dem Aufgabenblatt 6 notiert werden. Die Erinnerungskarten dienen als Gedächtnisstütze (siehe Seite 98).

AUFGABE 6 **Wann wollen Sie diese Woche eine Mahlzeit achtsam essen?**

Datum oder Wochentag	Uhrzeit	Mahlzeit	Erfahrungen

ERINNERUNGSKARTEN 6 **Genuss-Joker**

»Achtsamkeit erleben«  JOKER Der Genuss-Joker. Kann bei jeder Mahlzeit eingesetzt werden.	»Achtsamkeit erleben«  JOKER Der Genuss-Joker. Kann bei jeder Mahlzeit eingesetzt werden.	»Achtsamkeit erleben«  JOKER Der Genuss-Joker. Kann bei jeder Mahlzeit eingesetzt werden.
»Achtsamkeit erleben«  JOKER Der Genuss-Joker. Kann bei jeder Mahlzeit eingesetzt werden.	»Achtsamkeit erleben«  JOKER Der Genuss-Joker. Kann bei jeder Mahlzeit eingesetzt werden.	»Achtsamkeit erleben«  JOKER Der Genuss-Joker. Kann bei jeder Mahlzeit eingesetzt werden.
»Achtsamkeit erleben«  JOKER Der Genuss-Joker. Kann bei jeder Mahlzeit eingesetzt werden.	»Achtsamkeit erleben«  JOKER Der Genuss-Joker. Kann bei jeder Mahlzeit eingesetzt werden.	»Achtsamkeit erleben«  JOKER Der Genuss-Joker. Kann bei jeder Mahlzeit eingesetzt werden.

Übung 6, Achtsam essen 15

Die Teilnehmenden suchen sich hier nun selbst ein Lebensmittel aus. Es gibt keine Vorgaben. Leiten Sie dann über zur Reflexion und zum Abschluss der Einheit.

Reflexion der Einheit

Die Gruppenleitung bittet die Teilnehmenden um Rückmeldung zur Einheit.

Leitfrage »Was hat Ihnen heute gefallen und was nicht?«

Die Teilnahme ist freiwillig.

In der nächsten Einheit werden je 3 Eiswürfel pro Teilnehmendem benötigt. Bereiten Sie diese rechtzeitig vor.

Einheit 7 – Erlebnisbereitschaft II

MODERATIONSPLAN 7 **Einheit 7 Erlebnisbereitschaft II**

Zeit	Inhalt	Methode	Material
10 Min.	Eiswürfelübung mit Reflexion	Angeleitete Übung + Plenum	Übung 7
10 Min.	Wiederholung Achtsamkeitsbegriff Leitfrage: »Wann waren Sie in den letzten Tagen achtsam?«	Plenum	Arbeitsblatt 4
	Aufgabe vom letzten Mal besprechen: »Gab es beim Üben Fragen oder Erfahrungen, die Sie besprechen möchten?«	Plenum	Aufgabe 6
10 Min.	Können wir Erlebnisse vermeiden? Eisbären-Experiment mit Reflexion	Plenum + Vortrag Angeleitete Übung + Plenum Vortrag + Plenum	Arbeitsblatt 24 Whiteboard Arbeitsblatt 25
5 Min.	Seelischer oder innerer Schmerz Leitfrage: »Was kann zu seelischem oder innerem Schmerz führen?«	Brainstorming + Einzelarbeit	Whiteboard Arbeitsblatt 25
10 Min.	Eiswürfelübung mit Reflexion	Angeleitete Übung + Plenum	Übung 7
10 Min.	Pause		
5 Min.	Formel der Erlebnisbereitschaft: »Schmerz × Widerstand = Leiden«	Plenum	Arbeitsblatt 26 Whiteboard
10 Min.	Schmerz und Widerstand Leitfrage: »In welchen Situationen leisten Sie inneren Widerstand?«	Brainstorming Einzelarbeit	Arbeitsblatt 26
10 Min.	»Leidensmesser« Beispiele ausfüllen	Plenum + Einzelarbeit	Arbeitsblatt 27
	Besprechung der neuen Aufgabe: Widerstand spüren	Plenum	Aufgabe 7 + Erinnerungskarten
10 Min.	Eiswürfelübung	Angeleitete Übung	Übung 7
	Einheit reflektieren: »Fragen? Was war gut? Was nicht?«	Plenum	

© Christian Dreher (2021) Achtsamkeit erleben Downloadmaterialien Köln: Psychiatrie Verlag

Eiswürfelübung mit Reflexion

Die Gruppenleitung bezieht sich auf die letzte Einheit und wiederholt die Kernelemente der Erlebnisbereitschaft (Arbeitsblätter 22 und 23).

Dann wird die Eiswürfelübung vorbesprochen. Insbesondere die Möglichkeit, die Übung jederzeit abzubrechen, sollte thematisiert werden.

ÜBUNG 7 Eiswürfel-Übung

Bei dieser Übung geht es um unangenehme Empfindungen.
Sie können die Übung jederzeit abbrechen.
Es geht in dieser Übung aber auch um das Durchhalten.
Bei starken Schmerzen brechen Sie ab.
Jederzeit.

Sie müssen während der Übung nichts leisten.

Alles, was Sie spüren, darf sein.
Seien Sie neugierig, was als Nächstes passiert.

Die Augen können Sie während der Übung schließen.
Oder Sie lassen die Augen offen.
Suchen Sie sich bei offenen Augen einen Punkt vor Ihnen aus.
Den schauen Sie während der Übung an.

Legen Sie nun den Eiswürfel auf Ihre Handfläche.
Spüren Sie, wie sich das anfühlt.
Seien Sie neugierig,
so als hätten Sie noch nie einen Eiswürfel gesehen.

Was nehmen Sie wahr?
Wird Ihre Hand langsam kühler?
Kommt da vielleicht ein leichter Schmerz?
Spüren Sie genau da hin.
Wie fühlt sich dieser Schmerz an?
Begrüßen Sie ihn kurz: »Ach, hallo Schmerz.«

Welche Gedanken kommen Ihnen?
Wollen Sie den Eiswürfel loswerden?
Nehmen Sie diesen Gedanken wahr!
Lassen Sie ihn weiterziehen.
Entscheiden Sie sich, weiter zu spüren.
Behalten Sie den Eiswürfel in Ihrer Hand.

Verändert sich die Empfindung?
Seien Sie neugierig, was passiert.
Schmerz gehört zum Leben.
Spüren Sie da hin, wo es gerade wehtut.

Schmilzt der Eiswürfel?
Wie fühlt sich das Wasser auf Ihrer Haut an?
Was denken Sie, wenn das Wasser auf den Tisch tropft?
Beobachten Sie Ihre Empfindungen und Gedanken!

Sie können die Übung jetzt beenden.

Quelle
HAMMER, M. & KNUF, A. (Hg.). (2013): Die Entdeckung der Achtsamkeit in der Arbeit mit psychisch erkrankten Menschen. 1. Aufl., Köln: Psychiatrie Verlag.

Da das Schmelzwasser der Eiswürfel auf Tische oder Boden tropfen wird, hält die Gruppenleitung eine Rolle Küchenpapier oder Handtücher bereit.

Bei dieser Übung geht es um die Bereitschaft, unangenehme Empfindungen zu erleben. In der anschließenden Reflexion sollte darauf eingegangen werden.

Reflexion »Welche Erfahrungen möchten Sie mit der Gruppe teilen?«

Wiederholung des Achtsamkeitsbegriffs und Besprechung der letzten Aufgabe

10

Hier kann bei Bedarf eine kurze Wiederholung des Achtsamkeitsbegriffes erfolgen (Arbeitsblatt 4). Die drei Elemente der Definition sollten bei den Teilnehmenden präsent sein:

- Es geht um den aktuellen Moment.
- Alle Erlebnisse dürfen da sein.
- Ablenkungen sind normal! Die Aufmerksamkeit kann einfach zurückgelenkt werden.

Hier kann auch die Liste der achtsamen Momente (Tabelle Arbeitsblatt 4) um die Erlebnisse seit dem letzten Gruppentreffen erweitert werden.

Leitfrage »Wann waren Sie in den letzten Tagen achtsam?«

Außerdem wird die Aufgabe der letzten Einheit besprochen. Sie bestand darin, achtsam zu essen. Nun gibt es die Möglichkeit, von Erfahrungen zu berichten und Fragen zu klären. Da die Aufgaben freiwillig sind, sollte nicht reihum gefragt werden, ob die Aufgaben erledigt wurden. Eine offene Frage in die Runde: »Sind beim Üben in der Woche Fragen aufgetaucht? Möchte jemand seine Übungserfahrungen teilen?« reicht hier aus.

Können wir Erlebnisse vermeiden?

10

Eingeleitet wird dieser Teil mit der Fragestellung von Arbeitsblatt 24: »Können wir Erlebnisse überhaupt vermeiden?«

Von Stephen Hayes stammt das Zitat »Wenn du nicht bereit bist, es zu haben, wirst du es haben.« (Hayes & Smith 2009, S. 74). Gemeint ist ein Erlebnis, das man vermeiden möchte.

Um die Aussage etwas greifbarer zu machen, wird das sogenannte Eisbären-Experiment durchgeführt und vorgestellt. Germer 2012, S. 35:

»Der junge Dostojewski soll seinen Bruder einmal aufgefordert haben, nicht an einen weißen Bären zu denken und ihn damit in große Verwirrung gestürzt haben.« In den 1990er-Jahren wurde dieses »Experiment« wissenschaftlich erforscht und ergab, »dass Unterdrückung die intensive Beschäftigung mit eben jenem Objekt provoziert, gegen das sie gerichtet ist. (...) Die Probanden, die ihre Gedanken unterdrücken sollten, waren nicht nur in den ersten 5 Minuten dazu außerstande, sondern dachten auch in den folgenden 5 Minuten öfter an weiße Bären als die Teilnehmenden der Vergleichsgruppe, die ihre Gedanken zu keiner Zeit unterdrücken mussten.«

Die Teilnehmenden erhalten Gelegenheit, das Experiment selbst auszuprobieren. Die Anweisungen finden Sie auf Arbeitsblatt 24. Erfahrungen mit dem Experiment können in die Tabelle eingetragen werden.

ARBEITSBLATT 24 Können wir Erlebnisse vermeiden?

Sie können sich nicht aussuchen, ob sie Angst haben oder nicht.
Sie können sich aber bereit machen, Angst zu erleben.
Dass Sie Angst erleben, ist manchmal nicht zu verhindern.
Wenn Sie aber bereit sind, werden Sie einen Unterschied erleben.
Jhre Einstellung zur Angst wird sich verändern.
Es geht nicht darum, die Angst oder die Erfahrungen zu mögen.
Achtsamkeit erlaubt der Angst, in diesem Moment da zu sein.

Machen Sie sich bereit!
Das Gegenteil von Erlebnisbereitschaft ist Erlebnisvermeidung.
Können wir Erlebnisse überhaupt vermeiden?
Zum Beispiel Angst?

»Wenn du nicht bereit bist, es zu haben, wirst du es haben.«
Dieses Zitat stammt von Steven Hayes.

Eisbären-Experiment
Schließen Sie bitte für etwa 1 Minute die Augen.
Jhre Aufgabe: Denken Sie bitte nicht an einen Eisbären.

An was haben Sie während des Experiments gedacht?

....

....

....

Dieses Experiment wurde sogar wissenschaftlich erforscht.
Eine Gruppe von Menschen sollte nicht an einen Eisbären denken.
Die andere Gruppe sollte an einen Eisbären denken.
Anschließend sollten beide Gruppen an einen Eisbären denken.
Was glauben Sie, wer öfter an den Eisbären dachte?
Richtig! Die Gruppe, die nicht an ihn denken sollte.

Wir können gar nicht vermeiden.
Wir können Gedanken oder Gefühle nur für den Moment wegdrücken.
Dann kommen sie aber wieder.
Jm schlimmsten Fall denken wir dann sogar öfter an sie.

Quelle
HAYES, S. C. & SMITH, C. (2009): In Abstand zur inneren Wortmaschine. Ein Selbsthilfe- und Therapiebegleitbuch auf der Grundlage der Akzeptanz- und Commitment-Therapie (ACT). 2. Aufl., Tübingen: dgvt.

Zusammenfassend werden die Informationen auf Arbeitsblatt 25 bearbeitet. Hier geht es um die Unterscheidung von Schmerz und Leid.

ARBEJTSBLATT 25 **Schmerz gehört zum Leben**

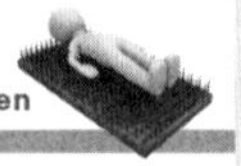

Formel der Erlebnisbereitschaft:
Schmerz x Widerstand = Leiden

Schmerz
Hier geht es um inneren oder seelischen Schmerz.
Aber auch körperlicher Schmerz verstärkt sich durch Widerstand.

Was fügt Jhnen inneren oder seelischen Schmerz zu?

....

....

....

Schmerz gehört zum Leben.
Jeder Mensch erlebt manchmal Schmerz.
Schmerz können wir uns nicht aussuchen.
Er kommt meist von allein.
Wir können aber verhindern, dass aus dem Schmerz Leiden wird.

ARBEJTSBLATT 26 **Widerstand**

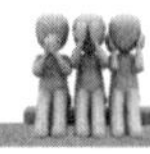

Widerstand bedeutet:
Wir sind nicht bereit, etwas zu erleben.

Wir wollen ein Gefühl nicht haben.
»Jch will keine Angst haben.«

Wir wollen den Gedanken nicht haben.
»Wenn ich so etwas denke, bin ich ein schlechter Mensch.«

Wir wollen die Empfindung nicht haben.
»Jch will nicht raus in die Kälte.«

Jn welchen Situationen leisten Sie inneren Widerstand?

....

....

....

Hier kann auch schon der erste Teil von Arbeitsblatt 26 hinzugezogen werden.

Seelischer oder innerer Schmerz

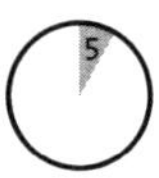

Leitfrage »Was kann zu seelischem oder innerem Schmerz führen?«

Die Antworten der Teilnehmenden werden kommentarlos und möglichst wortgetreu unter der Frage auf Whiteboard oder Flipchart geschrieben.

Eiswürfelübung mit Reflexion

Leiten Sie die Übung 7 ein zweites Mal an und fragen Sie nach den Erfahrungen.

Formel der Erlebnisbereitschaft

Die Formel »Schmerz x Widerstand = Leiden« wird auf das Whiteboard notiert.

Kristin Neff erklärt die Formel in ihrem Buch »Selbstmitgefühl« (Neff 2011, S. 125–127):

> »Leiden wird nur durch den Widerstand gegen Schmerz verursacht (Leiden = Schmerz x Widerstand). Schmerz ist unvermeidlich. Aber sich gegen den Schmerz zu wehren, ist wirklich so, als würden Sie mit dem Kopf gegen die Wand der Realität anrennen. Achtsamkeit hält alle Erfahrungen in einem urteilsfreien Gewahrsein und erlaubt uns deshalb, die Realität ohne Widerstand hinzunehmen. Schmerz ist unvermeidlich, Leiden ist optional.«

In den letzten Einheiten haben wir erarbeitet, dass Vermeidung nicht funktioniert und eher das Gegenteil bewirkt. Nun wird dieses Vorwissen aufgegriffen. Widerstand führt dazu, dass man an etwas festhält. Dadurch entsteht Leiden. Wir alle kennen diese Gedanken: »Das möchte ich nicht haben. Es soll verschwinden. Ich möchte am liebsten nicht daran denken.«Das Eisbären-Experiment zeigt jedoch, dass gerade diese Haltung dazu führt, dass wir nur noch öfter an das denken, was uns schmerzt.

Das hat einen sehr nachvollziehbaren Grund. Wir sagen unserem Gehirn: »Bitte beschäftige dich nicht mit X!« Wie kann das gehen, ohne dass sich das Gehirn damit beschäftigt? Es muss ja erst verstehen, was X überhaupt ist, was genau es vermeiden soll. Es überprüft also fortlaufend, ob dieser oder jener Gedanke in die Kategorie X fällt oder nicht. Das Gehirn muss sich also ständig mit X beschäftigen, um es zu vermeiden. Maja Storch (Storch u.a. 2017, S. 68) hat dafür eine schöne Metapher gefunden: »Vom psychischen Energiehaushalt her gesehen entspricht das ungefähr der Taktik, zum Zwecke des Stehenbleibens in einem Ferrari erst den Gang einzulegen, Gas zu geben und dann die Handbremse zu ziehen.«

Schmerz und Widerstand

Die Begriffe »Schmerz« und »Widerstand« werden mit den Teilnehmenden nun mit den eigenen Erfahrungen abgeglichen.

Leitfrage »In welchen Situationen leisten Sie inneren Widerstand?«

Die Antworten der Teilnehmenden werden kommentarlos und möglichst wortgetreu unter der Frage auf Whiteboard oder Flipchart notiert. Die für die Teilnehmenden passenden Antworten können in die Tabelle der Arbeitsblätter 25 und 26 eingetragen werden.

Hinweis Die Leitfrage dient hier auch der Überprüfung, ob der Begriff »Widerstand« richtig verstanden wurde. Sollten weitere Erklärungen notwendig sein, können diese hier erfolgen.

Leidensmesser

Formeln sind abstrakt. Erst wenn die Variablen – hier Schmerz und Widerstand – mit Werten versehen werden, kann ein Ergebnis abgeleitet werden. Für Menschen, die geübt sind, mit Formeln zu arbeiten, kann eine Wertzuweisung gedanklich erfolgen und damit die Formel und deren Aussagekraft im Kopf nachvollzogen werden. Für Menschen, denen die Übung darin fehlt oder deren Vorstellungskraft aufgrund von Konzentrationsschwierigkeiten eingeschränkt ist, kann das schwierig sein.

Zur Veranschaulichung der Leidensformel kann der sogenannte Leidensmesser dienen. Das Prinzip ist das einer Multiplikationstabelle. Durch das Ausmalen der Fläche wird bildlich deutlich, dass Widerstand den Schmerz vervielfacht.

Das Prinzip wird den Teilnehmenden anhand des Beispiels auf Arbeitsblatt 27 erläutert. Zusätzlich kann die Tabelle an das Whiteboard gemalt und beim Erklären die Einzeichnung vorgenommen werden. Anschließend tragen die Teilnehmenden die weiteren Beispiele auf Arbeitsblatt 27 selbst ein.

ARBEITSBLATT 27 **Der Leidensmesser**

Stellen Sie sich weiter vor, Sie könnten Jhren Widerstand bewerten.
1 ist wenig Widerstand und 10 ist sehr starker Widerstand.

Sie fragen sich:
»Wie hoch war mein Schmerz?«
Hier zum Beispiel: 5
Malen Sie ein x in das Kästchen über der Zahl!

»Wie hoch war mein Widerstand gegen den Schmerz?«
Hier zum Beispiel: 8
Malen Sie ein x in das Kästchen neben der Zahl!
Malen Sie jedes Kästchen zwischen den beiden Werten aus!
Zum Beispiel:

Schmerz: 5
Widerstand: 8

Jhr Leiden
ist die
ausgemalte
Fläche.

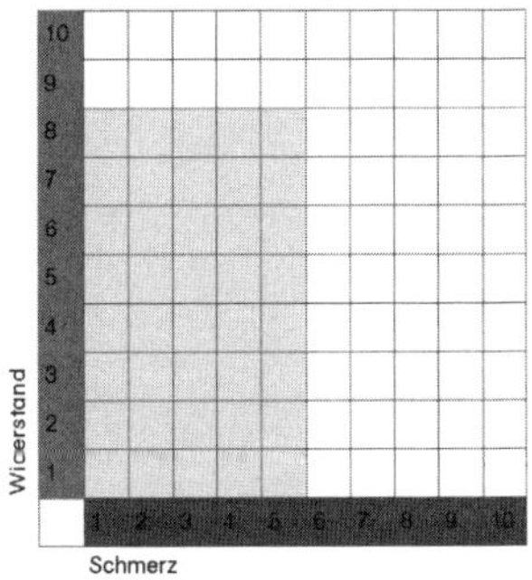

Tragen Sie nun bitte folgendes Beispiel selbst ein:

Schmerz: 7
Widerstand: 1

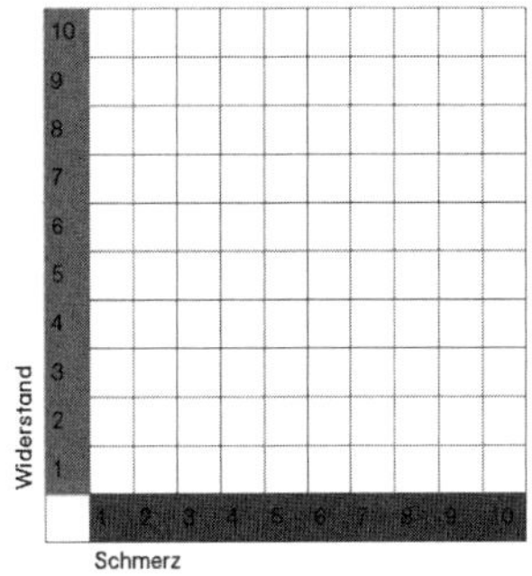

Schmerz: 2
Widerstand: 10

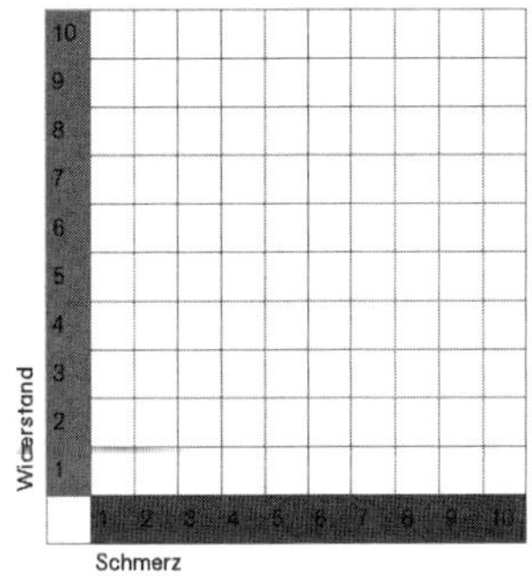

Und noch ein letztes Beispiel:

Schmerz: 10

Widerstand: 1

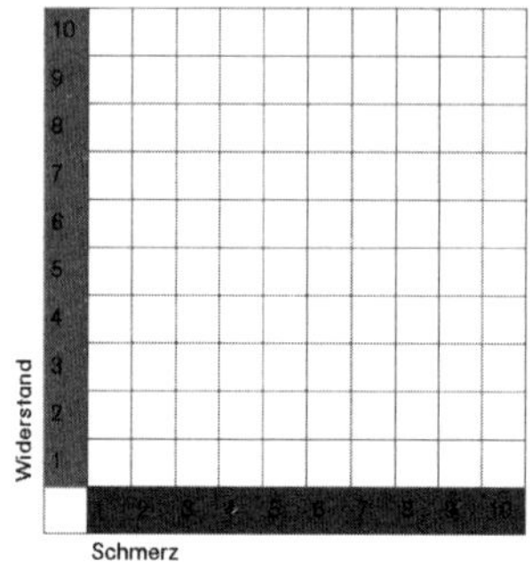

Leiden

An unserem Leiden sind Schmerz und Widerstand beteiligt.
Unseren Schmerz können wir nicht steuern.
Aber unseren Widerstand können wir reduzieren oder sogar ganz aufgeben.
Und damit können wir unser Leiden lindern.

Neue Aufgabe

Die Teilnehmenden achten in der nächsten Woche darauf, wann sie Widerstand leisten. Es sollen Situationen sein, in denen die Teilnehmenden beispielsweise denken:

- »Ich möchte das nicht fühlen.« (z.B. Angst, Ärger, Scham, Trauer)
- »Ich möchte das nicht denken« (z.B. »Ich kann das nicht«, »Ich bin wertlos«)
- »Ich möchte das nicht empfinden« (z.B. Kälte draußen, Abgase in der Stadt riechen)

Die Beobachtungen können auf dem Aufgabenblatt notiert werden. Die Erinnerungskarten dienen als Gedächtnisstütze.

AUFGABE 7 **Wann haben Sie diese Woche Widerstand gespürt?**

Datum	Uhrzeit	Bei was?	Erfahrungen

ERINNERUNGSKARTEN 7 **Wann leiste ich Widerstand?**

»Achtsamkeit erleben« Wann leiste ich Widerstand?	»Achtsamkeit erleben« Wann leiste ich Widerstand?	»Achtsamkeit erleben« Wann leiste ich Widerstand?
»Achtsamkeit erleben« Wann leiste ich Widerstand?	»Achtsamkeit erleben« Wann leiste ich Widerstand?	»Achtsamkeit erleben« Wann leiste ich Widerstand?
»Achtsamkeit erleben« Wann leiste ich Widerstand?	»Achtsamkeit erleben« Wann leiste ich Widerstand?	»Achtsamkeit erleben« Wann leiste ich Widerstand?

Hinweis An dieser Stelle kann noch einmal ausdrücklich gesagt werden, dass der erste Schritt, den Widerstand loszulassen und das Leiden zu lindern, das Wahrnehmen des Schmerzes ist. Oft nehmen wir gar nicht wahr, dass wir leiden oder eben, dass wir Widerstand leisten. »Um uns selbst Mitgefühl entgegenzubringen, müssen wir zunächst erkennen, dass wir leiden« (NEFF, 2011, S. 109).

Eiswürfelübung

Wiederholen Sie noch einmal die Übung 7 und leiten Sie dann über zur Reflexion und zum Abschluss der Einheit.

Reflexion der Einheit

Die Gruppenleitung bittet die Teilnehmenden um Rückmeldung zur Einheit.

Leitfrage »Was hat Ihnen heute gefallen und was nicht?«

Die Teilnahme ist freiwillig.

Einheit 8 – Gefühle erleben

MODERATIONSPLAN 8 **Einheit 8 Gefühle erleben**

Zeit	Inhalt	Methode	Material
15 Min.	Achtsames Hören mit Reflexion	Angeleitete Übung + Plenum	Übung 8
10 Min.	Wiederholung Achtsamkeitsbegriff Leitfrage: »Wann waren Sie in den letzten Tagen achtsam?«	Plenum	Arbeitsblatt 4
	Aufgabe vom letzten Mal besprechen: »Gab es Fragen oder Erfahrungen, die Sie besprechen möchten?«	Plenum	Aufgabe 7
25 Min.	Gefühle erleben Leitfrage: »Was will uns dieses Gefühl sagen?«	Vortrag + Plenum Brainstorming + Einzelarbeit	Arbeitsblatt 28 Whiteboard
	Gedanken und Gefühle unterscheiden Leitfrage: »Wie machen sich die Gefühle in Ihrem Körper bemerkbar?«	Vortrag + Plenum Plenum + Einzelarbeit	Whiteboard Arbeitsblatt 29
10 Min.	Achtsames Hören mit Reflexion	Angeleitete Übung + Plenum	Übung 8

Zeit	Inhalt	Methode	Material
10 Min.	Pause		
10 Min.	Gefühle wollen gefühlt werden	Vortrag + Plenum	Arbeitsblatt 30 + 31
	Besprechung der neuen Aufgabe: Gefühle im Körper verankern	Plenum	Aufgabe 8 + Erinnerungskarten
10 Min.	Achtsames Hören	Angeleitete Übung	Übung 8
	Reflexion der Einheit: »Fragen? Was war gut? Was nicht?«	Plenum	

Übung 8, Achtsames Hören, mit Reflexion

Die Übung 8 wird vorbesprochen. Anschließend wird sie von der Gruppenleitung angeleitet.

ÜBUNG 8 **Achtsames Hören**

Sie müssen während der Übung nichts leisten,
nur wahrnehmen, was ist.
Alles, was Sie spüren, darf sein.
Seien Sie neugierig, was als Nächstes passiert.

Ablenkungen sind normal.
Begrüßen Sie den Grund für die Ablenkung kurz und freundlich:
»Ach, hallo …«
Lenken Sie Jhre Aufmerksamkeit wieder zurück auf die Übung.

Die Augen können Sie während der Übung schließen.

Richten Sie Jhre Aufmerksamkeit auf Geräusche in Jhrer Umgebung.
Erlauben Sie den Geräuschen, da zu sein.
Welche Geräusche entdecken Sie?
Vielleicht fährt ein Auto vorbei?

Lauschen Sie weiter!
Was hören Sie?
Erlauben Sie dem Flugzeug, da zu sein.

Stellen Sie sich jetzt ein Gerät vor, das die Lautstärke misst.
Es zeichnet die Lautstärke in einer Kurve auf.
So ähnlich wie ein EKG.

Wird es laut, geht die Kurve nach oben.
Wird es leiser, geht sie nach unten.

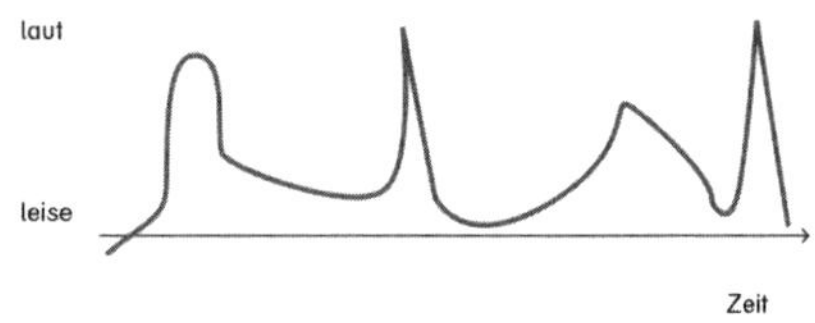

Achten Sie auf die Geräusche in Jhrer Umgebung.
Stellen Sie sich dabei vor, wie die Kurve gezeichnet wird.

Welches Geräusch Sie messen, ist egal.
Wo es herkommt, ist egal.
Sie nehmen nur die Lautstärke wahr.

Jhr Gehirn wird den Geräuschen Namen geben.
Zum Beispiel Auto oder Flugzeug.
Versuchen Sie, nur das Geräusch wahrzunehmen,
ohne es zu benennen.

Lassen Sie das Geräusch zu Jhnen kommen!
Suchen Sie nicht nach ihm.
Nehmen Sie nur wahr, was von selbst zu Jhnen kommt.

Machen Sie die Übung für etwa 10 Minuten.

Die akzeptierende Haltung wird hier durch den Lautstärkemesser unterstützt. Menschen bewerten Sinneseindrücke automatisch. Bei Geräuschen ist das natürlich auch so. Manche Menschen mögen Vogelgezwitscher, andere nervt es. Das Geräusch eines Autos kann ebenfalls positiv oder negativ bewertet werden. Dem Lautstärkemesser ist die Herkunft des Geräusches egal. Er zeichnet Vogelgezwitscher genauso wie Autolärm »stoisch« auf. Er misst lediglich die Lautstärke. Durch die Vorstellung dieses Gerätes und der Kurve, die es zeichnet, kann diese nichtwertende Haltung unterstützt werden. Bei der Erklärung kann eine Beispielkurve auf das Whiteboard gezeichnet werden, damit die Teilnehmenden die Worte besser nachvollziehen können.

Hinweis Vielen Menschen hilft die Anweisung: »Lassen Sie die Geräusche zu Ihnen kommen! Suchen Sie nicht nach ihnen.« Anfangs tendieren die Teilnehmenden dazu, nach den Geräuschen »zu suchen«. Es geht schließlich um das Hören. Sie denken, dass sie so viel wie möglich hören sollen. Doch darum geht es gerade nicht. Wir nehmen wahr, was in diesem Moment zu hören ist. Und lassen es da sein. Das sind Töne, Schallwellen. Nichts weiter.

Für Anfänger kann es hilfreich sein, die Geräusche zu benennen und ihnen ausdrücklich zu erlauben, da zu sein. Später gelingt es vielleicht, die Töne nur noch wahrzunehmen und sie beim Kommen und Gehen zu beobachten.

Reflexion »Welche Erfahrungen möchten Sie mit der Gruppe teilen?«

In der MBCT wird das achtsame Hören genutzt, um einen Einstieg in den achtsamen Umgang mit Gedanken zu finden. Genau wie Geräusche kommen und gehen, erscheinen auch Gedanken in unserem Geist und verschwinden wieder. »Bei Geräuschen gehen wir automatisch davon aus, dass sie nicht zu uns gehören oder gar unser Selbst sind. (…) Wenn wir unseren Geist als Ohr für Gedanken betrachten, können wir Gedanken ähnlich behandeln« (Williams u.a. 2007, S. 166). Wir erreichen also eine Defusion unserer Gedanken.

Auch Gefühle lassen sich beobachten. Dazu nun mehr.

Wiederholung des Achtsamkeitsbegriffs und Besprechung der letzten Aufgabe

10

Hier kann bei Bedarf eine kurze Wiederholung des Achtsamkeitsbegriffes (Arbeitsblatt 4) erfolgen. Die drei Elemente der Definition sollten bei den Teilnehmenden präsent sein:

- Es geht um den aktuellen Moment.
- Alle Erlebnisse dürfen da sein.
- Ablenkungen sind normal! Die Aufmerksamkeit kann einfach zurückgelenkt werden.

Hier kann auch die Liste der achtsamen Momente (Tabelle Arbeitsblatt 4) um die Erlebnisse seit der letzten Einheit erweitert werden.

Leitfrage »Wann waren Sie in den letzten Tagen achtsam?«

Außerdem wird die Aufgabe der letzten Einheit besprochen. Sie bestand darin, Widerstand wahrzunehmen. Nun gibt es die Möglichkeit, von Erfahrungen zu berichten und Fragen zu klären. Da die Aufgaben freiwillig sind, sollte nicht reihum gefragt werden, ob die Aufgaben erledigt wurden. Eine offene Frage in die Runde: »Sind beim Üben in der Woche Fragen aufgetaucht? Möchte jemand seine Übungserfahrungen teilen?« reicht hier aus.

Gefühle erleben

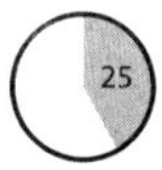

»Unsere Emotionen sind lebenswichtige Botschafter. Sie entwickelten sich zu Signalen, die uns helfen, unsere Grundbedürfnisse zu befriedigen (z.B. Sicherheit, Selbsterhaltung, Überleben)« (Williams u.a. 2007, S. 32). »Alle Gefühle sind an sich sinnhaft und hoch funktional, auch wenn sie in der jeweiligen Situation unangemessen oder sogar schädlich sein können« (Knuf 2020b, S. 30). Viele Menschen wollen nur Gefühle spüren, die sie als positiv oder angenehm bewerten. Alle anderen sollten eher verschwinden, je schneller desto besser. Den Teilnehmenden soll hier deutlich werden, dass Gefühle immer positiv sind (Born 2019, S. 23), denn sie weisen auf unsere Grundbedürfnisse hin.

Anschließend werden anhand der Tabelle auf Arbeitsblatt 28 Beispiele für die Signale erarbeitet, welche durch das jeweilige Gefühl gesendet werden. Genannt werden die sogenannten Basisgefühle, die jeweils als ein Kontinuum zu sehen sind. Die Basisemotion kann also verschiedene Intensitäten haben (Knuf 2020b, S. 29). So könnte man beispielsweise auf einer Skala von 1 – 10 eine leichte Sorge als Angst (1) und Panik als Angst (10) einordnen (Stavemann 2018, S. 32).

ARBEITSBLATT 28 **Gefühle erleben**

Was sind Gefühle?
Gefühle sind Signale.
Sie wollen uns etwas sagen.
Angst will uns sagen: Gefahr! Lauf weg!

Manchmal sagt man Emotionen statt Gefühle.

Emotion	Signal für
Freude	
Traurigkeit	
Angst	
Ärger	
Scham	

Gedanken sind keine Gefühle!
Gedanken können Gefühle auslösen.
Es ist wichtig, den Unterschied zu kennen.

Gedanken entstehen im Kopf.
Sie sprechen mit Ihnen.
»Das schaffe ich nie!« ist ein Gedanke,
oder »Warum bin ich immer so ängstlich?«.

In der nachfolgenden Tabelle werden die verschiedenen Funktionen der Basisemotionen allgemein beschrieben.

Leitfrage »Was will uns dieses Gefühl sagen?«

Die mit den Teilnehmenden erarbeiteten Beispiele können natürlich konkreter und damit greifbarer sein. Zum Beispiel: Angst hält mich davon ab, ohne zu schauen auf die Straße zu laufen.

Emotionsforscher kommen in Bezug auf die Anzahl der psychischen Basisgefühle sowie auch inhaltlich zu verschiedenen Ergebnissen. Ich habe mich auf diese Gefühle beschränkt, da sie meines Erachtens für Menschen mit psychischen Erkrankungen am bedeutendsten sind.

Abbildung Basisemotionen und ihre Funktionen (vgl. Born 2019, S. 24 und Knuf 2020 b, S. 31)

Emotion	Signal
Freude	Zeigt an, dass ein bedeutsames Bedürfnis erfüllt wurde, und motiviert uns, das Verhalten, das dazu geführt hat, zu wiederholen (mehr davon).
Traurigkeit	Hilft bei der Bewältigung von Verlusten und bei der Öffnung für Neues.
Angst	Macht auf Gefahren aufmerksam. Angst wird häufig von einem Fluchtimpuls begleitet oder führt zu Vermeidung der auslösenden Situationen.
Ärger	Bereitet uns auf eine Selbstbehauptung oder auf einen Kampf vor. Allgemein: etwas aktiv verändern
Scham	Schützt uns davor, unsere Stellung in der sozialen Gruppe zu verlieren. Verhalten oder Eigenschaften, die von anderen Gruppenmitgliedern (vermeintlich) negativ bewertet werden, sind »schambehaftet«.

Gedanken und Gefühle unterscheiden

Es ist wichtig, zwischen Gedanken und Gefühlen zu unterscheiden. Gedanken werden oft für Gefühle gehalten. Der Satz »Ich fühle mich missachtet« drückt kein Gefühl aus, sondern lediglich die Bewertung eines Sachverhaltes (Knuf 2013, S. 51). Aus dem Verhalten eines anderen Menschen schließen wir, dass uns dieser missachtet. Dieser Gedanke kann ein Gefühl auslösen (z.B. Traurigkeit oder Wut), aber das ist dann die Folge der Interpretation des Verhaltens als »Missachtung« (siehe hierzu auch die Erläuterungen zum ABC-Modell ab Seite 15).

Zur Unterscheidung wird hier vereinfacht dargestellt, dass sich Gedanken oft in Wörtern zeigen, Gefühle hingegen eher durch Körperreaktionen. Zwar entstehen Emotionen auch im Kopf, jedoch evolutionsbiologisch gesehen in einem älteren Teil des Gehirns, dem sogenannten »old brain« (Gilbert & Choden 2015, S. 42ff.). Um eine Emotion zu erleben, brauche ich keine Begriffe. Ich muss nicht wissen, dass mein Körper so reagiert, weil ich Angst habe. Ich habe einfach eine Emotion, die einen Flucht- oder Vermeidungsimpuls auslöst. Gedanken entstehen im sogenannten »new brain«, welches man deshalb auch das »denkende Gehirn« nennt (Gilbert & Choden 2015, S. 44).

»Gedanken sind Konstruktionen, mysteriöse Kreationen unseres (denkenden) Gehirns«, die nicht unbedingt die Realität widerspiegeln. Es geht darum, sie wahrzunehmen als das, was sie sind. Gedanken, keine Fakten, nicht die Realität oder etwa meine Persönlichkeit. »Wenn wir den Gedanken ›Ich werde mich immer so fühlen‹ als Gedanken wahrnehmen, nehmen wir ihm die Macht, uns traurig zu machen« (Williams u.a. 2007, S. 164).

Gedanken sind »Ereignisse im Gehirn, die durch unseren Geist wandern, wie Wolken über den Himmel« (Williams u.a. 2007, S. 165). Genauso können wir sie behandeln. Wahrnehmen: »Ah, ein Gedanke.« Und ziehen lassen.

Gefühle manifestieren sich eher in Körperempfindungen. »Der Körper ist die Bühne der Gefühle«, sagt der Hirnforscher Antonio Damasio (nach Storch u.a. 2017, S. 64).

Körperliche Empfindungen

Leitfrage »Wie machen sich die Gefühle in Ihrem Körper bemerkbar?«

Es werden Körperempfindungen zunächst ganz allgemein zu den bereits eingeführten Grundemotionen an Whiteboard oder Flipchart gesammelt. Die Beiträge der Teilnehmenden werden kommentarlos und möglichst wortgetreu aufgeschrieben. Anschließend tragen die Teilnehmenden ihre persönlichen Körperreaktionen in die Tabelle auf Arbeitsblatt 29 ein (siehe Seite 118).

Hinweis Manche Teilnehmende tun sich mit dieser Übung schwer. Es gibt viele Menschen, die keinen guten Zugang zu ihren Gefühlen haben. Im äußersten Fall spricht man von »Gefühlsblindheit« (Alexithymie). »Menschen mit alexithymen Zügen neigen nach klinischer Beobachtung vermehrt zu psychosomatischen Erkrankungen, aber auch bei Menschen mit psychotischen Krisen oder mit Anorexie ist ein höherer Anteil zu beobachten« (Knuf 2020b, S. 52f.). Zur Zielgruppe dieses Gruppenmanuals gehören also höchstwahrscheinlich auch Menschen, die einen schlechten Zugang zu ihren Gefühlen haben, zumal auch die antipsychotische Medikation dazu führen kann, dass Gefühle weniger intensiv wahrgenommen werden.

ARBEITSBLATT 29 **Gefühle und Körperempfindungen**

Gedanken können Sie vorbeiziehen lassen.
Gedanken sind Ideen Ihres Gehirns.
Ihr Gehirn produziert diese Ideen ganz automatisch.
Sie können selbst entscheiden, was Sie damit tun wollen.
Sie sind nicht die Realität.

Gefühle können nicht sprechen.
Sie machen sich im Körper bemerkbar.
Vielleicht atmen Sie schneller.
Oder Sie spüren einen Druck auf der Brust.
Oder Ihr Kiefer ist angespannt.
Die Signale im Körper sind von Mensch zu Mensch verschieden.

Emotion	Körperempfindung
Freude	
Traurigkeit	
Angst	
Ärger	
Scham	

Teilnehmende, für die dies zutrifft, sollten dennoch ermutigt werden, im Alltag auf Körperempfindungen zu achten, die mit Gefühlen einhergehen. Sie sollten aber auch wissen, dass es nicht schlimm ist, wenn auf Arbeitsblatt 29 die entsprechenden Felder vorerst lieber leer bleiben. Die konkrete Bearbeitung von Gefühlen der jeweiligen Teilnehmenden sollte eher im Einzelsetting erfolgen. Andreas Knuf sieht dies ausdrücklich auch als Aufgabe in der sozialpsychiatrischen Arbeit.

> »Gefühle rufen nach einer Antwort, wenn sie ›heiß‹ sind, also wenn sie aktiviert sind. Gefühle warten nicht auf die nächste Stunde beim Psychotherapeuten oder auf den nächsten Termin beim Psychiater in drei Wochen« (Knuf 2020b, S. 12f.).

In seinem Buch »Umgang mit Gefühlen in der psychiatrischen Arbeit« vermittelt er Grundwissen für eine sehr notwendige Arbeit, die heute noch in vielen Einrichtungen und in psychiatrischen Kliniken stark vernachlässigt wird.

Übung 8, Achtsames Hören, mit Reflexion

Leiten Sie die Übung 8 ein zweites Mal an und fragen Sie nach den Erfahrungen.

Gefühle wollen gefühlt werden

Anhand der Arbeitsblätter 30 und 31 wird erarbeitet, dass Gefühle im Unterschied zu Gedanken nicht einfach weggeschoben werden können. Hier wird dies vereinfacht dadurch dargestellt, dass Gefühle Worte nicht hören können. Es reicht eben nicht, ihnen zu sagen: »O.K., habe verstanden.« Sie erkennen erst, dass ihre Botschaft angekommen ist, wenn sie gefühlt wurde. Das kann unangenehm sein. Wenn wir Gefühle aber vermeiden oder wegdrücken, werden sie eher intensiver und stärker. Das Bild der Tankanzeige zeigt das, es stammt aus der ACT (Hammer & Knuf 2013, S. 117).

Den achtsamen Umgang mit Gefühlen skizziert Steven Hayes so: »Statt zu versuchen sich besser zu fühlen, beinhaltet Bereitschaft, zu lernen, besser zu fühlen« (Hayes & Smith 2009, S. 76).

Für das achtsame Fühlen werden auf Arbeitsblatt 31 zwei Hilfestellungen eingeführt (siehe Seite 121).

Eine Möglichkeit besteht darin, das Gefühl verbal zu benennen: »Das ist Angst! Ja, aber es ist bloß Angst« (Germer 2012, S. 93). Es wurde nachgewiesen, dass die Benennung von Gefühlen zur Deaktivierung jener Gehirnregion führt, die normalerweise die Stressreaktion auslöst (Germer 2012, S. 95f.). Die akzeptierende Haltung kann dadurch unterstützt werden, dass wir dem Gefühl erlauben, da zu sein: »Meine Angst darf in diesem Moment da sein.« Ist das Gefühl nicht eindeutig greifbar, kann auch eine »Generalabsolution« helfen. Erlauben Sie nacheinander allen Gefühlen, da zu sein. Seien Sie neugierig, was passiert!

Die zweite Möglichkeit eignet sich besonders dann, wenn Gefühle eben nicht benannt werden können. Dann werden stellvertretend die körperlichen Empfindungen benannt. Diese kann man achtsam wahrnehmen. Unser Körper macht es uns einfach, da er immer in der Gegenwart ist. Wenden wir uns diesen Körperempfindungen absichtsvoll zu, nehmen sie wahr und erlauben ihnen, da zu sein, haben wir gleichzeitig auch das Gefühl achtsam wahrgenommen.

ARBEJTSBLATT 30 Gefühle wollen gefühlt werden

Gefühle können nicht hören.
Es reicht nicht, zu sagen:
»O.K., ich weiβ Bescheid.«

Gefühle wollen gefühlt werden.
Auch wenn Jhnen das unangenehm ist.
Wenn Gefühle ihre Botschaft überbracht haben,
ziehen sie sich wieder zurück.

Versuchen Sie aber nicht,
Jhre Gefühle loszuwerden.
Das bemerken Jhre Gefühle.
Dann ist ihre Botschaft nicht angekommen.
Und das Gefühl versucht es erneut.

Fühlen Sie das Gefühl, das in diesem Moment da ist.
Es darf da sein.
Wenn Sie ihm erlauben, da zu sein,
ihm zuhören,
können Sie seine Botschaft verstehen.
Anschlieβend können Sie besser handeln,
weil Sie alle notwendigen Jnformationen haben.
Dann wird sich das Gefühl ganz von allein zurückziehen.
Sie müssen nur fühlen und warten.

Ein Beispiel:
Stellen Sie sich vor, Sie fahren mit Jhrem Auto.
Plötzlich leuchtet die Tankanzeige auf.
Das erschreckt Sie.
Der Schrecken fühlt sich unangenehm an.

Sie entscheiden sich, etwas dagegen zu tun.
Sie nehmen sich eine Rolle Klebeband.
Damit kleben Sie das Warnsignal zu.
Sie können die Lampe jetzt nicht mehr sehen.

Das ungute Gefühl verschwindet.
Wie wird die Geschichte weitergehen?

So funktionieren auch Gefühle.
Sie haben eine Botschaft für Sie.
Sie wollen diese Botschaft überbringen.
Solange »leuchten«, »blinken«, »hupen« sie.

Für Steven Hayes bedeutet Bereitschaft:
nicht versuchen, sich besser zu fühlen,
sondern lernen, besser zu fühlen.

© Christian Dreher (2021) Achtsamkeit erleben Downloadmaterialien Köln: Psychiatrie Verlag

ARBEITSBLATT 31 **Achtsam fühlen**

Aufmerksamkeit bewusst auf das lenken,
was in diesem Moment da ist.
Das, was da ist, darf da sein.

Gefühl benennen
Zum Beispiel: »Das ist Angst – sie darf jetzt da sein.«

Gefühl im Körper wahrnehmen
Was spüren Sie im Körper, wenn Sie Angst empfinden?
Oder Wut oder Freude?
Finden Sie es heraus!
Und achten Sie darauf, was danach passiert!
Wenn das Gefühl zu stark wird,
achten Sie gleichzeitig auf Ihren Atem.
Was passiert jetzt?

Keine Tricks!
Versuchen Sie, sich voll und ganz auf das Gefühl einzulassen.
Achtsamkeit ist kein Trick, um Gefühle loszuwerden.
Gefühle merken, wenn man sie loswerden will.
Das ist Widerstand – er bewirkt das Gegenteil.
Es geht darum, mit seinen Gefühlen gut zu leben.

Germer 2012, S. 87:
»Gefühle drücken sich immer auch im Körper aus. Wird ein Patient von Gefühlen überwältigt, versuchen wir normalerweise gemeinsam herauszufinden, wo sich das Gefühl im Körper bemerkbar macht. (Oft: Wut = Spannung im Nacken, Trauer = Engegefühl in der Brust, Scham = Gefühl der Leere in Oberkörper oder Kopf.) Den Körper wahrzunehmen fällt uns relativ leicht, weil die physischen Prozesse spürbar und relativ langsam ablaufen. Die Gefühle werden im Körper verankert und können uns nicht mehr so stark umtreiben.«

Die Zuwendung zu einem »schwierigen« Gefühl kann selbst schwierig sein. Die MBCT nutzt hier den Atem als »Fahrzeug der Aufmerksamkeit«. Wir stellen uns vor, der Atem geht zur Nase rein, passiert unsere Lungen und fließt bis in das Zielorgan, also dorthin, wo wir die Emotion spüren.

Beim Ausatmen geht der Atem von dort über die Lunge und die Nase wieder heraus. »Hineinatmen kann ein machtvolles Gegenmittel gegen Erlebnisvermeidung sein« (Williams u.a. 2007, S. 105). Der Atem ist das Fahrzeug, das die Bewusstheit in die Region trägt, die gerade angespannt ist.

Scheint uns ein Gefühl zu überwältigen, bietet die MBCT das Mittel des »Mitatmens« an: Während wir ein anstrengendes Gefühl erleben, nehmen wir gleichzeitig unseren Atem wahr. Das kann Reizüberflutung verhindern. Wir teilen in diesem Moment unsere Aufmerksamkeit. »Wenn man die den Gefühlen zugehörigen Körperempfindungen wahrnimmt und sich darauf konzentriert, kann es gelingen, den Körperempfindungen mehr Raum (zum Atmen) zu geben« (Williams u.a. 2007, S. 133ff.).

Gefühle spüren bedeutet nicht Gefühle ausleben. Spüren spielt sich zwar im Körper ab, aber nur auf der Wahrnehmungsebene, nicht auf der Handlungsebene. Es ist ein Unterschied, seinen Ärger im Körper achtsam zu spüren oder ihn im Kopf auszuleben, indem man Rachepläne schmiedet oder aggressive Auseinandersetzungen simuliert. Das wird den Ärger eher verstärken. Vor diesem Hintergrund wird auch die Methode, bei starkem Ärger auf einen Sandsack einzuschlagen, immer wieder infrage gestellt, obwohl körperliche Aktivität generell eine gute Methode ist, um das Stresshormon Cortisol abzubauen (Storch u.a. 2017, S. 68). Das sollte aber eine Aktivität sein, die möglichst keinen Ärger schürt, weil dabei sonst weitere Stresshormone ausgeschüttet werden.

Weitere Möglichkeiten, aus überwältigenden Gefühlen auszusteigen, bieten die sogenannten »Skills«, die in Einheit 5 behandelt wurden. Auch beim achtsamen Umgang mit Gefühlen geht es darum, eine mitfühlende Position zu finden und eine Handlung auszuwählen, die mir und anderen am wenigsten schadet. Oft wird dabei zwischen Fühlen und Vermeiden zu wählen sein. Das achtsame Fühlen wird unsere Emotionstoleranz erhöhen – eine Fähigkeit, die zu den wichtigsten und wirkungsvollsten im Umgang mit Gefühlen gehört (Knuf 2020b, S. 101).

Hinweis Vermeidung wird nicht dabei helfen, ein dem Gefühl zugrundeliegendes Problem zu erkennen und zu lösen und so die Wahrscheinlichkeit des Wiederauftretens des Problems zu verringern. Manchmal geht es aber nicht anders. Insbesondere traumaassoziierte Gefühle sollten nur in enger Abstimmung mit erfahrenen Traumatherapeuten und Traumatherapeutinnen bearbeitet werden. Durch achtsames Wahrnehmen oder allein durch das Sprechen darüber können diese Gefühle noch verstärkt werden (KNUF 2020b, S. 73).

Auch an dieser Stelle muss betont werden, dass die Teilnahme an einer Achtsamkeitsgruppe keine Psychotherapie oder die Bearbeitung von individuellen Gefühlen im Einzelsetting ersetzen kann. Es geht hier eher um die Vermittlung von Hintergrundwissen. Menschen, die regelmäßig mit starken, kaum ertragbaren Gefühlen konfrontiert sind oder Schwierigkeiten im Umgang mit ihren Gefühlen haben, sollte ein entsprechendes Angebot empfohlen werden.

Neue Aufgabe

Die Aufgabe besteht darin, Gefühle im Körper wahrzunehmen. Die Erfahrungen und Beobachtungen können auf dem Aufgabenblatt festgehalten werden, die Erinnerungskarten dienen als Gedächtnisstütze.

AUFGABE 8 **Üben Sie Erlebnisbereitschaft, wenn Sie ein Gefühl spüren!**

Benennen Sie Jhr Gefühl.
Erlauben Sie ihm, da zu sein.
Wo spüren Sie das Gefühl im Körper?

Datum	Uhrzeit	Situation	Erfahrungen

ERINNERUNGSKARTEN 8 **Wo macht sich Jhr momentanes Gefühl im Körper bemerkbar?**

»Achtsamkeit erleben« Wo macht sich Jhr momentanes Gefühl im Körper bemerkbar?	»Achtsamkeit erleben« Wo macht sich Jhr momentanes Gefühl im Körper bemerkbar?	»Achtsamkeit erleben« Wo macht sich Jhr momentanes Gefühl im Körper bemerkbar?
»Achtsamkeit erleben« Wo macht sich Jhr momentanes Gefühl im Körper bemerkbar?	»Achtsamkeit erleben« Wo macht sich Jhr momentanes Gefühl im Körper bemerkbar?	»Achtsamkeit erleben« Wo macht sich Jhr momentanes Gefühl im Körper bemerkbar?
»Achtsamkeit erleben« Wo macht sich Jhr momentanes Gefühl im Körper bemerkbar?	»Achtsamkeit erleben« Wo macht sich Jhr momentanes Gefühl im Körper bemerkbar?	»Achtsamkeit erleben« Wo macht sich Jhr momentanes Gefühl im Körper bemerkbar?

Übung 8, Achtsames Hören

10

Wiederholen Sie noch einmal die Übung 8 und leiten Sie dann über zur Reflexion und zum Abschluss der Einheit.

Reflexion der Einheit

Die Gruppenleitung bittet die Teilnehmenden um Rückmeldung zur Einheit.

Reflexion »Was hat Ihnen heute gefallen und was nicht?«

Die Teilnahme ist freiwillig.

Einheit 9 – Akzeptanz

MODERATIONSPLAN 9 **Einheit 9 Akzeptanz**

Zeit	Inhalt	Methode	Material
15 Min.	Darf da sein mit Reflexion	Angeleitete Übung + Plenum	Übung 9
10 Min.	Wiederholung Achtsamkeitsbegriff Leitfrage: »Wann waren Sie in den letzten Tagen achtsam?«	Plenum	Arbeitsblatt 4
	Aufgabe vom letzten Mal besprechen: »Gab es Fragen oder Erfahrungen, die Sie besprechen möchten?«	Plenum	Aufgabe 8
5 Min.	Was ist Akzeptanz?		Arbeitsblatt 32
15 Min.	Quiz zur Akzeptanz		Arbeitsblatt 33
10 Min.	Darf da sein mit Reflexion	Angeleitete Übung + Plenum	Übung 9
10 Min.	Pause		

Zeit	Inhalt	Methode	Material
15 Min.	Warum Akzeptanz? Leitfrage: »Wo könnte Akzeptanz für Sie hilfreich sein?«	Vortrag + Plenum Brainstorming + Einzelarbeit	Arbeitsblätter 34 + 35 Whiteboard
	Besprechung der neuen Aufgabe: Gefühle im Körper verankern	Plenum	Aufgabe 9 + Erinnerungskarten
10 Min.	Darf da sein	Angeleitete Übung	Übung 9
	Einheit reflektieren: »Fragen? Was war gut? Was nicht?«	Plenum	

Übung 9, Darf da sein, mit Reflexion 15

Die Übung wird anhand der Anleitung vorbesprochen. Eine kurze Anleitung kann in der Form erfolgen, dass Dingen, die gerade präsent sind, wie z.B. Geräusche eines Autos auf der Straße, Ticken der Uhr, nacheinander erlaubt wird, da zu sein. Anschließend geben Sie den Teilnehmenden Zeit zum Üben und Ausprobieren. Weisen Sie die Teilnehmenden darauf hin, dass nicht nur äußere Einflüsse, sondern auch innere Ereignisse wie Gedanken oder Gefühle Bestandteil der Übung sind.

ÜBUNG 9 **Darf da sein**

Sie müssen während der Übung nichts leisten.
Nur wahrnehmen, was ist.

Alles, was Sie spüren, darf da sein.
Seien Sie neugierig, was als Nächstes passiert.

Ablenkungen sind normal.
Begrüßen Sie den Grund für die Ablenkung kurz und freundlich:
»Ach, hallo …«
Lenken Sie Jhre Aufmerksamkeit wieder zurück auf die Übung.

Sehen Sie sich um!
Was entdecken Sie?
Einen Tisch vielleicht?
Erlauben Sie ihm, da zu sein.
Sagen Sie: »Tisch darf da sein.«

Nutzen Sie auch Jhre anderen Sinne:
Hören Sie etwas?
Spüren Sie etwas?
Riechen Sie etwas?

Alles, was Sie wahrnehmen können,
kann Teil dieser Übung werden.
Verwenden Sie eine möglichst neutrale Sprache:
statt »Autolärm« lieber »Autogeräusche«,
statt »Gestank« lieber »Geruch«.

Benennen Sie Jhre Wahrnehmung kurz.
Erlauben Sie der Empfindung, da zu sein:
»Flugzeug darf da sein.«
»Müdigkeit darf da sein.«

Es geht um das, was Sie im aktuellen Moment wahrnehmen.
Sie müssen nicht alles benennen, was Sie sehen, hören oder spüren,
nur das, was Sie in diesem Moment wahrnehmen.
Während Sie noch sprechen, sehen Sie vielleicht schon andere Dinge.
Die können Sie auslassen.
Es geht um das, was Sie jetzt wahrnehmen.

Versuchen Sie jetzt, die Benennung loszulassen.
Nehmen Sie einfach wahr.
Erlauben Sie der Wahrnehmung, da zu sein,
egal, welche Quelle sie hat.

Machen Sie die Übung für etwa 10 Minuten.

Diese Übung hat ihren Fokus auf der akzeptierenden Haltung. Das Wort »akzeptieren« hat seinen Ursprung im Lateinischen (capere) und bedeutet so viel wie nehmen oder annehmen. Akzeptanz könnte also übersetzt werden als »annehmen, was angeboten wird.«

Akzeptanz hat nichts mit Resignation zu tun im Sinne von »Das muss ich dann wohl akzeptieren.« (Hayes & Smith 2009, S. 75) Nehmen Sie das Beispiel einer Frau, die von ihrem Partner geschlagen wird. Akzeptanz ist hier sehr relevant. Damit ist aber nicht gemeint, dass die geschlagene Frau die Misshandlung hinnehmen sollte. Akzeptanz wäre hier beispielsweise für den schmerzhaften Gedanken wichtig, dass sich etwas ändern muss, weil sonst die Misshandlung weitergehen könnte. Oder dass nach diesem Vorfall die Beziehung eine andere sein wird, dass vielleicht eine Trennung notwendig ist. Wer diesen Gedanken und den Empfindungen, die sie auslösen, mit einer »absichtsvoll offenen, wahrnehmenden, flexiblen und nicht-wertenden Haltung« begegnen kann, akzeptiert (Hayes u.a. 2016, S. 273). Mit anderen Worten: Es geht darum, sich den Gedanken und Gefühlen zu stellen, die man vielleicht nicht wahrhaben möchte.

Resignation würde bedeuten, eine Aussage für die Zukunft zu treffen, im Sinne von: »Ich gebe auf, jetzt und für immer.« Achtsamkeit hat seinen Fokus auf der Gegenwart. Hier ist es wichtig, die »gegenwärtige Situation zunächst so anzuerkennen, wie sie ist, innerlich zu sagen: ›Ja, so ist es‹ statt ›Nein, so will ich es nicht‹« (Knuf 2016, S. 122).

Akzeptanz bedeutet auch nicht, eine negative Bewertung durch eine positive Bewertung zu ersetzen. Wir versuchen im Gegenteil, möglichst wenig zu bewerten. Der Baum am Straßenrand erhält dieselbe Zuwendung (Darf da sein!) wie das Auto, das uns gerade die Vorfahrt genommen hat. Wir erkennen an, dass es da ist, und öffnen uns den Erlebnissen, die dadurch in uns ausgelöst werden. »Ich nehme das, was gerade geboten wird, ohne es abzulehnen, Widerstand zu leisten oder es zu bewerten« (Hammer & Knuf 2013, S. 35).

Beispiel Bereits morgens ging es früher los: Der Wecker sollte nicht da sein. Auch die Arbeit kam mir im Vergleich zu meinem warmen Bett wenig reizvoll vor. Dann war da der Weg zur Arbeit, der nichts Neues mehr für mich zu bieten hatte. So viel Widerstand und ich war gerade 5 Minuten wach. Seitdem ich allem, was ich auf dem Weg zur Arbeit sehe, rieche, höre, spüre, fühle und denke, erlaube da zu sein, desto öfter kann ich auch sonst im Alltag den aktuellen Moment akzeptieren. Auch wenn ich mich ärgere oder wütend bin, kann ich mir jetzt sagen: »Der Ärger darf da sein, die Wut darf da sein.« Sie dürfen da sein, bis ich verstanden habe, welches meiner Bedürfnisse nicht erfüllt ist. Erst dann kann ich gedanklich meinen Ärger und meine Wut loslassen.

Reflexion »Welche Erfahrungen möchten Sie mit der Gruppe teilen?«

Wiederholung des Achtsamkeitsbegriffs und Besprechung der letzten Aufgabe

Hier kann bei Bedarf eine kurze Wiederholung des Achtsamkeitsbegriffes (Arbeitsblatt 4) erfolgen. Die drei Elemente der Definition sollten bei den Teilnehmenden präsent sein:

- Es geht um den aktuellen Moment.
- Alle Erlebnisse dürfen da sein.
- Ablenkungen sind normal! Die Aufmerksamkeit kann einfach zurückgelenkt werden.

Hier kann auch die Liste der achtsamen Momente (Tabelle Arbeitsblatt 4) um die Erlebnisse seit der letzten Einheit erweitert werden.

Leitfrage »Wann waren Sie in den letzten Tagen achtsam?«

Außerdem wird die Aufgabe der letzten Einheit besprochen. Sie bestand darin, Gefühle im Körper wahrzunehmen. Nun gibt es die Möglichkeit, von Erfahrungen zu berichten und Fragen zu klären. Da die Aufgaben freiwillig sind, sollte nicht reihum gefragt werden, ob die Aufgaben erledigt wurden. Eine offene Frage in die Runde: »Sind beim Üben in der Woche Fragen aufgetaucht? Möchte jemand seine Übungserfahrungen teilen?« reicht hier aus.

Was ist Akzeptanz?

Der Begriff der Akzeptanz wird anhand des Arbeitsblattes 32 erarbeitet.

Durch das Gelassenheitsgebet wird das Prinzip der Akzeptanz deutlich. Es macht vor allen Dingen klar, dass Akzeptieren nicht Aufgeben bedeutet. »Achtsamkeit erlaubt uns genau diese Differenzierung« (Neff 2011, S. 129).

ARBEITSBLATT 32 **Akzeptanz**

Akzeptanz haben Sie in diesem Kurs schon oft geübt.
Sie bedeutet nichts anderes als:
»Alles, was da ist, darf da sein.«

Akzeptanz bedeutet nicht: aufgeben.
Auch Akzeptanz bezieht sich auf den aktuellen Moment.
Dieser Moment darf so sein, wie er sich darstellt.
Auch wenn er mir nicht gefällt.
Zum Beispiel:
Ich nehme an, dass ich in diesem Moment Angst habe.
Nicht: Ich nehme an, dass ich immer Angst haben werde.

Das sogenannte Gelassenheitsgebet beschreibt Akzeptanz sehr gut.
In ihm bittet der Betende seinen Gott um:
»Gelassenheit – die Dinge hinzunehmen, die ich nicht ändern kann,
Mut – die Dinge zu ändern, die ich ändern kann,
Weisheit – das eine vom anderen zu unterscheiden.«
Das ist eine Formel, die jeder nutzen kann.
Man muss dafür nicht gläubig sein.

Auf diesen Unterschied sollte bei Verständnisproblemen wiederholt eingegangen werden. Diese Unterscheidung fällt den Teilnehmenden erfahrungsgemäß schwer. »Ich soll meine Erkrankung akzeptieren? Wie bitte?« Christopher Germer definiert Akzeptanz als »die bewusste Entscheidung, die eigenen Empfindungen, Gefühle und Gedanken im gegenwärtigen Moment zu erleben, wie sie sind« (Germer 2012, S. 48). Das bedeutet: Ich akzeptiere, dass ich in diesem Moment krankheitsbedingte Einschränkungen habe, und handele mit diesem Wissen in einer für mich produktiven und mitfühlenden Weise.

> »Akzeptanz bedeutet nicht, schlechtes Verhalten einfach hinzunehmen, sondern sich emotional dem zu öffnen, was im gegenwärtigen Moment in unserem Inneren vor sich geht« (Germer 2012, S. 47).

Dann sind wir konstruktiv handlungsfähig und können unser Verhalten unseren Bedürfnissen entsprechend planen und umsetzen.

Akzeptanz ist ein Grundprinzip der Akzeptanz- und Commitment-Therapie. Das sagt schon der Name. Durch ACT-Interventionen sollen Klientinnen und Klienten lernen, Angst nicht zu bekämpfen. Ziel ist es, das Erleben der Angst zu akzeptieren und gleichzeitig zu erkennen, dass man trotz und mit Angst handlungsfähig ist (HAMMER & KNUF, 2013 S. 95–97).

Quiz zur Akzeptanz

15

Um alle Aspekte von Akzeptanz herauszuarbeiten, wird das Quiz auf Arbeitsblatt 33 gemeinsam mit der Gruppe gelöst. Die Gruppe soll möglichst ohne Trainer und Trainerinnen über die jeweilige Antwort beraten und dann eine Gruppenantwort abgeben. Die Antworten werden einzeln besprochen und diskutiert.

ARBEITSBLATT 33 Quiz zur Akzeptanz

Bei welchen Aussagen erkennen Sie Akzeptanz?
Wo erkennen Sie etwas anderes?

Aussage	Akzeptanz?
Ich trinke zu viel Alkohol. Ich akzeptiere diese Seite an mir.	
Ich werde immer ängstlich sein. Das muss ich wohl akzeptieren.	
Ich bin gerade ängstlich. Das akzeptiere ich.	
Ich muss wohl akzeptieren, dass ich immer krank sein werde.	
Da ist gerade wieder dieser Gedanke. Dass ich immer krank sein werde. Er darf in diesem Moment da sein.	

Vielleicht erinnern Sie sich.
Akzeptanz ist eine Eigenschaft des inneren Beobachters.
Der innere Beobachter ist ein Teil von Jhnen.
Die Fähigkeit zur Akzeptanz ruht also auch in Jhnen.
Sie können sich für eine akzeptierende Haltung entscheiden.

Zu den Antworten:

»Ich trinke zu viel Alkohol. Ich akzeptiere diese Seite an mir.«
Das ist keine Akzeptanz. Sie bezieht sich auf ein Verhalten, das in der Zukunft liegt. Eine Alkoholsucht zu akzeptieren, die aktuell vorliegt, ist etwas anderes. Aber sich selbst in der Gegenwart die »Absolution« für den künftigen Suchtmittelkonsum zu geben, hat nichts mit Akzeptanz zu tun.

»Ich werde immer ängstlich sein. Das muss ich wohl akzeptieren.«
Das ist keine Akzeptanz. Auch hier ist ein klarer Zukunftsbezug gegeben. Zu akzeptieren, dass man momentan an einer Angststörung leidet, ist etwas anderes. Darüber hinaus weist die Formulierung »Das muss ich wohl akzeptieren« darauf hin, dass nicht wirklich akzeptiert wird.

»Ich bin gerade ängstlich. Das akzeptiere ich.«
Das ist Akzeptanz. Es handelt sich um einen Gefühlszustand, der aktuell vorliegt und der in diesem Moment akzeptiert wird. Es bedeutet nicht, dass man die Angst gut findet oder (in der Zukunft) nichts mehr dagegen tun kann. Gesagt wird lediglich, das Gefühl darf in diesem Moment da sein.

»Ich muss wohl akzeptieren, dass ich immer krank sein werde.«
Das ist keine Akzeptanz. Zur Begründung siehe Aufgabe 2.

»Da ist gerade wieder dieser Gedanke, dass ich immer krank sein werde. Er darf in diesem Moment da sein.«
Das ist Akzeptanz. Hier wird erkannt, dass es sich bei der Befürchtung um einen Gedanken handelt. Der Gedanke ist jetzt, in diesem Moment, da. Er darf da sein. Ich muss ihn nicht gut finden. Ich muss ihn auch nicht glauben. Aber er darf da sein.

Übung 9, Darf da sein, mit Reflexion

Leiten Sie die Übung 9 ein zweites Mal an und fragen Sie nach den Erfahrungen.

Warum Akzeptanz? 15

Das Hintergrundwissen zum Thema Akzeptanz wird anhand von Arbeitsblatt 34 weiter vertieft. Hier wird auch der innere Beobachter erneut erwähnt, der in den Einheiten 3 und 4 eingeführt wurde (Arbeitsblätter 10 – 18). Daran kann angeschlossen werden. Die Figur des inneren Beobachters soll die Teilnehmenden daran erinnern, dass sie die Fähigkeit zur Akzeptanz besitzen und »aufwecken« können, wenn sie es für richtig halten. Wie das Einnehmen der Position des inneren Beobachters kann auch die Fähigkeit zur Akzeptanz mit Übung 9 trainiert werden.

Über die destruktive Wirkung von Widerstand wurde in Einheit 7 eingegangen. Widerstand ist das Gegenteil von Akzeptanz.

> »Wo Widerstand Leid erzeugt, wird Akzeptanz Leid lindern« (Germer 2012, S. 47). »Paradoxerweise kann Akzeptanz zu positiver Veränderung führen. Umgekehrt: Widerstand führt dazu, dass Zustände anhalten. Widerstand ist ein Weg festzuhalten. Er resultiert in Verstärkung und engt unsere Sicht für Lösungsmöglichkeiten ein« (Germer u.a. 2013, S. 150).

Akzeptanz ist keine Technik, um etwas loszuwerden. Darauf sollte immer wieder hingewiesen werden – auch nach Ende der Gruppe im Einzelkontakt, falls diese Gelegenheit besteht. Wer einmal die Erfahrung gemacht hat, dass durch Akzeptanz der Umgang mit einer leidvollen Erfahrung einfacher wurde, wird vielleicht versuchen, Akzeptanz beim nächsten leidvollen Erlebnis »einzusetzen«, um aus dem Leid »herauszukommen«. Wenn das dann nicht »funktioniert«, kann sich schnell Resignation einstellen. Aber: Akzeptanz, um etwas loszuwerden, ist keine Akzeptanz.

Patricia Deegan, eine Vertreterin der Recovery-Bewegung, macht in ihrer Definition von Recovery auf die Bedeutung der Akzeptanz aufmerksam:

> »Recovery zielt nicht auf ein Endprodukt oder ein Resultat. Es bedeutet nicht, dass man ›geheilt‹, oder einfach stabil ist. Recovery beinhaltet eine Wandlung des Selbst, bei der einerseits die eigenen Grenzen akzeptiert werden und andererseits eine ganze Welt voller neuer Möglichkeiten entdeckt wird. Dies ist das Paradoxe an Recovery: Beim Akzeptieren dessen, was wir nicht tun oder sein können, beginnen wir zu entdecken, wer wir sein können und was wir tun können« (nach Knuf 2020a, S. 132f.).

Der letzte Teil dieses Zitats findet sich auf Arbeitsblatt 35.

Leitfrage »Wo könnte Akzeptanz für Sie hilfreich sein?«

Die Antworten der Teilnehmenden werden kommentarlos und möglichst wortgetreu auf Whiteboard oder Flipchart festgehalten. Die Teilnehmenden können anschließend Ihre Themen in die erste Tabelle auf Arbeitsblatt 35 eintragen.

ARBEITSBLATT 34 **Akzeptanz statt Widerstand**

Akzeptanz bedeutet, den Widerstand sein zu lassen.
Sie hören auf zu kämpfen,
mit einem Gefühl oder Gedanken.
Es oder er darf da sein.
Dann können Sie sich leichter davon lösen.
Und Sie beschäftigen sich nicht ständig damit.

Akzeptanz ist keine Technik, um etwas loszuwerden.
Wenn Sie etwas loswerden wollen, akzeptieren Sie es nicht.
Sie leisten also Widerstand.
Akzeptieren bedeutet das Gegenteil.

Sie erlauben dem Gefühl oder Gedanken, da zu sein.
Sie erlauben Jhrer Angst, da zu sein.
Sie erlauben dem Gedanken »Jch schaffe das nicht«, da zu sein.
Nur dann machen Sie eine wichtige Erfahrung:
Jch muss die Angst nicht mögen.
Aber ich kann sie ohne Schaden für mich erleben.
Jch kann trotz meiner Angst handeln und leben.
Ich muss den Gedanken nicht mögen.
Aber ich kann ihn ohne Schaden für mich denken.
Er ist nur ein Gedanke und nicht die Realität.

ARBEITSBLATT 35 **Warum Akzeptanz?**

Patricia Deegan ist eine Begründerin der Recovery-Bewegung.
Sie sagt sinngemäß:
Wenn ich akzeptiere, was ich nicht kann,
entdecke ich, was ich kann.
Wenn ich akzeptiere, was ich nicht bin,
entdecke ich, was ich sein kann.

Wo könnte Jhnen Akzeptanz helfen?

....

....

....

Was kann Jhnen helfen, eine akzeptierende Haltung einzunehmen?

....

....

....

Neue Aufgabe

Die Teilnehmenden entscheiden sich, wann sie in der kommenden Woche die Darf-da-sein-Übung machen wollen. Die Erinnerungskarten dienen als Gedächtnisstütze.

AUFGABE 9 **Akzeptieren üben!**

Machen Sie die Übung »Darf da sein« für ca. 10 Minuten pro Tag

Datum oder Wochentag	Uhrzeit	Wo?	Erfahrungen

ERINNERUNGSKARTEN 9 **Erlaubnisschlüssel**

»Achtsamkeit erleben« Erlaubnisschlüssel: »Alles, was jetzt da ist, darf da sein.«	»Achtsamkeit erleben« Erlaubnisschlüssel: »Alles, was jetzt da ist, darf da sein.«	»Achtsamkeit erleben« Erlaubnisschlüssel: »Alles, was jetzt da ist, darf da sein.«
»Achtsamkeit erleben« Erlaubnisschlüssel: »Alles, was jetzt da ist, darf da sein.«	»Achtsamkeit erleben« Erlaubnisschlüssel: »Alles, was jetzt da ist, darf da sein.«	»Achtsamkeit erleben« Erlaubnisschlüssel: »Alles, was jetzt da ist, darf da sein.«
»Achtsamkeit erleben« Erlaubnisschlüssel: »Alles, was jetzt da ist, darf da sein.«	»Achtsamkeit erleben« Erlaubnisschlüssel: »Alles, was jetzt da ist, darf da sein.«	»Achtsamkeit erleben« Erlaubnisschlüssel: »Alles, was jetzt da ist, darf da sein.«

Übung 9, Darf da sein

10

Wiederholen Sie noch einmal die Übung 9 und leiten Sie dann über zur Reflexion und zum Abschluss der Einheit.

Reflexion der Einheit

Die Gruppenleitung bittet die Teilnehmenden um Rückmeldung zur Einheit.

Leitfragen Was hat Ihnen heute gefallen und was nicht?«

Die Teilnahme ist freiwillig.

Einheit 10 – Selbstmitgefühl

MODERATJONSPLAN 10 **Einheit 10 Selbstmitgefühl**

Zeit	Jnhalt	Methode	Material
10 Min.	Körper mitfühlend beobachten mit Reflexion	Angeleitete Übung + Plenum	Übung 10 Whiteboard
10 Min.	Wiederholung Achtsamkeitsbegriff Leitfrage: »Wann waren Sie in den letzten Tagen achtsam?«	Plenum	Arbeitsblatt 4
	Aufgabe vom letzten Mal besprechen: »Gab es Fragen oder Erfahrungen, die Sie besprechen möchten?«	Plenum	Aufgabe 9
10 Min.	Orangensaftunfall I Leitfragen: »Was denken Sie in diesem Moment? Was fühlen Sie in diesem Moment? Was tun Sie in diesem Moment?«	Vortrag + Brainstorming Einzelarbeit	Arbeitsblatt 36 Whiteboard
5 Min.	Orangensaftunfall II Leitfragen: »Was denken Sie in diesem Moment? Was fühlen Sie in diesem Moment? Was tun Sie in diesem Moment?«	Vortrag + Brainstorming Einzelarbeit	Arbeitsblatt 37
5 Min.	Der Vergleich: Ist das fair? Behandeln Sie sich selbst, wie Sie einen Freund behandeln würden!	Plenum + Einzelarbeit	Arbeitsblatt 37

Zeit	Jnhalt	Methode	Material
5 Min.	Pause		
10 Min.	Körper mitfühlend beobachten mit Reflexion	Angeleitete Übung + Plenum	Übung 10
10 Min.	Die verlassene Freundin	Vortrag + Plenum	Arbeitsblatt 38
15 Min.	Selbstverurteilung und was wir wirklich brauchen Leitfragen: »In welchen Situationen machen Sie sich runter? Wann kämpfen Sie gegen sich selbst? Was brauchen Sie in solchen Situationen?«	Brainstorming + Einzelarbeit	Whiteboard Arbeitsblatt 39
10 Min.	Körper mitfühlend beobachten mit Reflexion	Angeleitete Übung	Übung 10 + Erinnerungskarten
	Leitfragen: »Fragen? Was war gut? Was nicht?« Evaluationsbogen ausfüllen	Plenum	Evaluationsbogen

Die Gruppenleitung bereitet das Whiteboard wie folgt vor:

Gedanken	
Gefühle	
Verhalten	

Übung 10, Körper mitfühlend beobachten, mit Reflexion

Diese Übung ist angelehnt an eine Kernmeditation des Gruppenprogramms »Achtsames Selbstmitgefühl (mindful self-compassion; MSC)«. Weiter unten erhalten Sie hierzu nähere Informationen. In dem Programm wird diese Übung etwa 25 Minuten durchgeführt. Eine in Englisch gesprochene Anleitung kann über die Seite https://self-compassion.org/ heruntergeladen werden. Den Teilnehmenden der Gruppe »Achtsamkeit erleben« wird eine 10-minütige Version angeboten.

ÜBUNG 10 Den Körper mitfühlend beobachten

Sie müssen während der Übung nichts leisten.
Nur wahrnehmen, was ist.
Alles, was Sie spüren, darf da sein.
Seien Sie neugierig, was als Nächstes passiert.

Sie werden Jhrem Körper mit Dankbarkeit und Mitgefühl begegnen.
Für das, was er täglich für Sie leistet.

Ablenkungen sind normal.
Lenken Sie Jhre Aufmerksamkeit wieder zurück auf die Übung.
Die Augen können Sie während der Übung schließen.
Oder Sie lassen die Augen offen.

Diese Übung können Sie im Sitzen oder Liegen machen.
Achten Sie darauf, wie Jhr Körper getragen wird,
vom Stuhl, der Matte oder dem Boden.

Dann lenken Sie Jhre Aufmerksamkeit auf Jhre Fuβsohlen.
Wie fühlen die sich an?
Jst da Leichtigkeit oder Schwere?
Beim Gehen oder Stehen tragen Jhre Fuβsohlen Jhren ganzen Körper.
Was empfinden Sie, wenn Sie darüber nachdenken?
Dankbarkeit?

Dass Jhre Füβe diese Aufgabe übernehmen können?
Dass Sie Füβe haben?
Nicht jeder Mensch hat zwei Füβe.
Mitgefühl?
Für die Mühen, die unsere Füβe haben, um uns zu bewegen?
Für Schmerzen, die dort vielleicht auftauchen?
Bleiben Sie noch ein paar Momente bei Jhren Füβen.
Ein paar Momente der Dankbarkeit und des Mitgefühls.

Anschlieβend spüren Sie bitte Jhren Bauch.
Achten Sie auf die Bewegungen beim Atmen,
im Unterbauch und im Brustkorb.
Beobachten Sie einen Moment diese Empfindungen.
Jm Bauch liegen viele wichtige Organe.
Sie arbeiten Tag und Nacht, um uns am Leben zu halten.
Was empfinden Sie, wenn Sie darüber nachdenken?
Dankbarkeit?
Dass Jhr Bauch all diesen Organen einen sicheren Ort bietet?
Dass Jhre Organe so viel für Sie tun?
Dass das Zusammenspiel der Organe so gut funktioniert?
Mitgefühl?
Für Schmerzen, die dort auftauchen können?
Wenn das Zusammenspiel gerade nicht funktioniert?
Bleiben Sie noch ein paar Momente bei Jhrem Bauch.
Ein paar Momente der Dankbarkeit und des Mitgefühls.

Jetzt lenken Sie Jhre Aufmerksamkeit bitte auf Jhre Schultern.
Wie fühlen die sich an?
Jst da Anspannung oder Entspannung?
Vielleicht Schmerzen?
Jhre Schultern sorgen für Bewegungsfreiheit.
Für Jhre Arme – die Sie in fast alle Richtungen bewegen können.
Was empfinden Sie, wenn Sie darüber nachdenken?
Was Sie mit den Armen alles anstellen können?
Dankbarkeit?
Dass Jhre Schultern diese Bewegungsfreiheit ermöglichen?
Dass Sie zwei Arme haben?
Nicht jeder Mensch hat zwei Arme.
Mitgefühl?

Wenn die Schultern verspannt sind?
Wenn dort Schmerzen auftauchen?
Bleiben Sie noch ein paar Momente bei Jhren Schultern.
Ein paar Momente der Dankbarkeit und des Mitgefühls.

Beenden Sie die Übung mit diesem Gefühl.
Mit Dankbarkeit und Mitgefühl.

Die Übung ähnelt der aus Einheit 3 bekannten Übung 3, Körper beobachten. Der Unterschied ist, dass die Teilnehmenden ihren Körper nicht nur beobachten, sondern ihm Dankbarkeit und Mitgefühl entgegenbringen für das, was er täglich für sie leistet.

Der Körper eignet sich gut als Einstieg in die Praxis des Selbstmitgefühls. Im Laufe des MSC-Programms wird auch mit Gedanken und Gefühlen gearbeitet. Die Teilnehmenden lernen sich selbst, also ihrer Person, Mitgefühl entgegenzubringen. Ziel ist es, sich selbst anzunehmen und sich so zu behandeln wie einen guten Freund. Das ist ein Weg zu mehr Erlebnisbereitschaft.

NEFF 2011, S. 155:
»Es ist weniger beängstigend, sich dem emotionalen Schmerz zu stellen, wenn man weiß, dass man dabei unterstützt wird. So wie es einem leichter fällt, sich einem engen Freund zu öffnen, auf dessen Fürsorge und Verständnis man sich verlassen kann, öffnet man sich auch sich selbst gegenüber leichter, wenn man darauf vertrauen kann, dass der eigene Schmerz in mitfühlendem Gewahrsein gehalten wird.«

Der Weg zur Selbstannahme ist für viele Menschen lang. Selbstmitgefühl zu praktizieren ist ungewohnt. Man stellt sich die Frage, ob das überhaupt »erlaubt« ist oder man es verdient hat (vgl. GERMER 2012, S. 176f.).

Der Körper bietet sich für den Einstieg in das Thema Selbstmitgefühl an, weil er tagtäglich ganz klar beobachtbare Leistungen für uns erbringt. Diese nehmen wir häufig überhaupt nicht mehr wahr. Der Körper hat zu funktionieren. Wer seine Aufmerksamkeit auf die Tatsache lenkt, dass das Funktionieren des Körpers und Schmerzfreiheit keine Selbstverständlichkeit sind, kann vielleicht im ersten Schritt Dankbarkeit dafür empfinden. Der nächste Schritt wäre dann Mitgefühl, wenn ein Körperteil nicht so gut funktioniert oder schmerzt.

Für viele Menschen ist dieser Ansatz auch aus einem anderen Grund eine Bereicherung. Unser Körper muss nämlich nicht nur immer gut funktionieren, er hat auch gut auszusehen. Wer dem ausdefinierten, erhungerten, geschminkten, enthaarten oder wiederbehaarten, ausgeleuchteten und gephotoshopten Schönheitsideal nicht entspricht, geht häufig noch schlechter mit sich und seinem Körper um. Festzustellen, dass der »unperfekte« Bauch unsere Nahrung verdaut, verstoffwechselt und uns damit am Leben erhält, kann der erste Schritt zu einem neuen Körpergefühl sein.

Die Übung wird anhand der Anleitung vorbesprochen und anschließend angeleitet.

Reflexion »Welche Erfahrungen möchten Sie mit der Gruppe teilen?«

Wiederholung des Achtsamkeitsbegriffs und Besprechung der letzten Aufgabe

10

Hier kann bei Bedarf eine kurze Wiederholung des Achtsamkeitsbegriffes (Arbeitsblatt 4) erfolgen. Die drei Elemente der Definition sollten bei den Teilnehmenden präsent sein:

- Es geht um den aktuellen Moment.
- Alle Erlebnisse dürfen da sein.
- Ablenkungen sind normal! Die Aufmerksamkeit kann einfach zurückgelenkt werden.

Hier kann auch die Liste der achtsamen Momente (Tabelle Arbeitsblatt 4) um die Erlebnisse seit der letzten Einheit erweitert werden.

Leitfrage »Wann waren Sie in den letzten Tagen achtsam?«

Außerdem wird die Aufgabe der letzten Einheit besprochen. Sie bestand darin, die Übung 9, Darf da sein, durchzuführen. Hier gibt es die Möglichkeit, von Erfahrungen zu berichten und Fragen zu klären. Da die Aufgaben freiwillig sind, sollte nicht reihum gefragt werden, ob die Aufgaben erledigt wurden. Eine offene Frage in die Runde: »Sind beim Üben in der Woche Fragen aufgetaucht? Möchte jemand seine Übungserfahrungen teilen?« reicht hier aus.

Orangensaftunfall I

Die Teilnehmenden werden gebeten, sich folgende Situation vorzustellen: »Es ist Abteilungsfrühstück. Der Tisch ist schön gedeckt. Weißes Tischtuch. Brötchen, Kaffee, Orangensaft. Sie greifen über den Tisch nach der Butter. Dabei stoßen Sie Ihr Glas mit dem Orangensaft um. Der Saft läuft über das Tischtuch bis auf die Hose Ihres Sitznachbarn.«

Der Ort, an dem die Situation spielt, kann selbstverständlich frei gewählt werden, es kann z.B. das gemeinsames Frühstück auf der Station sein, der Brunch mit der Familie, die Frühstückspause mit den Kollegen.

Leitfragen »Was denken Sie in diesem Moment? Was fühlen Sie in diesem Moment? Was tun Sie in diesem Moment?«

Die Antworten der Teilnehmenden werden getrennt nach Gedanken, Gefühlen und Verhalten in die linke Spalte der Tabelle auf dem Whiteboard notiert. Die Beiträge werden kommentarlos und möglichst wortgetreu aufgeschrieben. Die Entscheidung, ob es sich um einen Gedanken, ein Gefühl oder um Verhalten handelt, sollten möglichst die Teilnehmenden treffen. Die Unterscheidung von Gedanken und Gefühlen war Thema der vorletzten Einheit. Hier kann die Gruppenleitung jedoch unterstützen.

Besonders passende Beiträge können die Teilnehmenden in die Tabelle auf Arbeitsblatt 36 eintragen).

ARBEITSBLATT 36 **Der Orangensaftunfall**

Stellen Sie sich bitte folgende Situation vor:
Sie sitzen mit einer Gruppe beim Frühstück.
Der Tisch ist schön gedeckt:
weißes Tischtuch,
Brötchen, Kaffee, Orangensaft.

Sie greifen über den Tisch nach der Butter.
Dabei stoßen Sie Jhr Glas mit Orangensaft um.
Der Saft läuft über das Tischtuch,
bis auf die Hose Jhres Sitznachbarn

Was **denken** Sie in diesem Moment?

……………………………………………………………

……………………………………………………………

Was **fühlen** Sie in diesem Moment?

……………………………………………………………

……………………………………………………………

Was **tun** Sie in diesem Moment?

……………………………………………………………

……………………………………………………………

ARBEITSBLATT 37 **Der Vergleich**

Stellen Sie sich bitte folgende Situation vor:
Es ist Abteilungsfrühstück bei Jhrer Arbeitsstelle.
Der Tisch ist schön gedeckt:
weißes Tischtuch,
Brötchen, Kaffee, Orangensaft.
Jhr Sitznachbar greift nach der Butter.
Dabei stößt er sein Glas mit Orangensaft um.
Der Saft läuft über das Tischtuch,
bis auf Jhre Hose.

Was **denken** Sie in diesem Moment?

……………………………………………………………

……………………………………………………………

Was **fühlen** Sie in diesem Moment?

……………………………………………………………

……………………………………………………………

Was **tun** Sie in diesem Moment?

……………………………………………………………

……………………………………………………………

Vergleichen Sie bitte Jhre **Gedanken, Gefühle** und Jhr **Verhalten**!
Gibt es einen Unterschied?

……………………………………………………………

……………………………………………………………

Orangensaftunfall II

Die Teilnehmenden werden nun gebeten, sich folgende Situation vorzustellen:

»Es ist Abteilungsfrühstück. Der Tisch ist schön gedeckt. Weißes Tischtuch. Brötchen, Kaffee, Orangensaft. Ihr Sitznachbar und Lieblingskollege greift über den Tisch nach der Butter. Dabei stößt er sein Glas mit dem Orangensaft um. Der Saft läuft über das Tischtuch bis auf Ihre Hose.«

Leitfragen »Was denken Sie in diesem Moment? Was fühlen Sie in diesem Moment? Was tun Sie in diesem Moment?«

Die Antworten der Teilnehmenden werden getrennt nach Gedanken, Gefühlen und Verhalten in die rechte Spalte der Tabelle auf dem Whiteboard notiert. Die Beiträge werden kommentarlos und möglichst wortgetreu aufgeschrieben. Die Entscheidung, ob es sich um einen Gedanken, ein Gefühl oder um Verhalten handelt, sollten wieder möglichst die Teilnehmenden treffen. Auch hier kann die Gruppenleitung unterstützen. Besonders passende Beiträge können die Teilnehmenden in die Tabelle auf Arbeitsblatt 37 eintragen (siehe Seite 142)

Der Vergleich

Gemeinsam mit den Teilnehmenden werden die verschiedenen Reaktionen verglichen. Es wird deutlich, wie Menschen mit sich selbst und anderen umgehen.

Selbstmitgefühl behandelt genau dieses Thema. Ziel ist es, sich selbst so zu behandeln, wie man einen Freund behandeln würde. »Selbstmitgefühl ist wie ein guter Freund, der uns genau im richtigen Moment ermutigt« (Germer 2012, S. 172). Wer Selbstmitgefühl hat, ist mit sich selbst befreundet.

Es lohnt sich, einen Blick darauf zu werfen, was Mitgefühl in diesem Kontext bedeutet. Das englische Wort für Mitgefühl »compassion« leitet sich aus dem lateinischen »compati« ab, was so viel wie »mit leiden« bedeutet (Gilbert & Choden 2015, S. XXV). In der deutschen Sprache wird zwischen Mitleid und Mitgefühl unterschieden. Die begriffliche Trennung macht es uns etwas leichter, die buddhistische Form von »Compassion« (oder Mitgefühl) zu verstehen.

Mitgefühl meint im Buddhismus nicht nur wahrzunehmen, dass eine Person leidet – es ist verbunden mit dem tiefen Wunsch, diese Person vom Leiden zu befreien (vgl. Germer 2012, S. 108). Buddha war traurig, als er das Leid in der Welt sah. Er war entschlossen, etwas dagegen zu tun (Gilbert & Choden 2015, S. 126). So kam das Mitgefühl in die Welt.

Mitgefühl konzentriert sich weniger auf den Schmerz und mehr auf den Wunsch, dass der Schmerz endet, und die Freude, die wir erleben könnten, wenn wir das zustande bringen (Gilbert & Choden 2015, S. 131). Der Kern von Mitgefühl ist der Wunsch, dass alle lebenden Wesen frei von Leid und den Ursachen von Leid sind (Gilbert & Choden 2015, S. 135).

Christopher Germer und Kristin Neff haben das Gruppenprogramm Mindful Self-Compassion (MSC) entwickelt, das den Teilnehmenden zu mehr Selbstmitgefühl verhelfen kann. Kristin Neff hat einen Selbsttest entwickelt, mit dem Teilnehmende feststellen können, wie selbstmitfühlend sie sind. Der Test kann auf ihrer Seite kostenlos absolviert werden: https://self-compassion.org/test-how-self-compassionate-you-are/

Kristin Neff forscht seit Jahren im Feld des Selbstmitgefühls. Eine Vielzahl wissenschaftlicher Artikel ist über ihre Seite abrufbar (https://self-compassion.org/the-research/). Mit buddhistischer Meditation beschäftigt sie sich seit dem letzten Jahr ihres Studiums. Ihre Meditationslehrerin wies sie auf die Bedeutung von Selbstmitgefühl hin. Ihre unmittelbare Reaktion war: »Was? Du meinst, es ist mir erlaubt, nett zu mir zu sein? Ist das nicht egoistisch?« Nein. »Achtsamkeit lädt uns ein, uns gegenüber Leid zu öffnen mit freundlicher und großräumiger Bewusstheit. Selbstmitgefühl fügt hinzu: ›Sei nett zu dir, wenn du leidest.‹« (Neff & Germer 2018, S. 2).

»Der Hauptgrund, den Leute dafür nennen, dass sie nicht mitfühlender mit sich selbst umgehen, ist die Furcht vor Faulheit und Zügellosigkeit« (Neff 2011, S. 207). Wir kritisieren uns in der Absicht, uns zu motivieren. Heraus kommt: Selbstkritik, Selbstbeleidigung, Selbsthass. Kristin Neff nennt dies die »demoralisierende Peitsche«.

Andere Menschen würden wir nie so behandeln. Bei ihnen wissen wir, was wir tun müssen, um sie zu motivieren. Ihnen würden wir Trost spenden oder sie ermutigen, nicht aufzugeben. Wir wissen, dass destruktive Kritik, Beleidigungen oder Ablehnung schlechte Motivatoren sind. Wenn es aber um uns selbst geht, glauben wir, dass diese Methoden nicht funktionieren und nur die »Peitsche« hilft.

Hinweis Selbstmitgefühl ist für viele Menschen mit psychischen Erkrankungen ein sensibles Thema. Aufgrund ihrer Erkrankung fühlen sie sich häufig isoliert; teilweise weil viele psychische Erkrankungen mit Stigmatisierung einhergehen, teilweise weil die Erfahrungen in der akuten Phase neu sind und nicht dem Bild entsprechen, das durch Medien und die soziale Umwelt als »normal« dargestellt wird. »So wie ich fühlt sich niemand sonst. Ich bin sehr krank.« In verschiedensten Gruppeninterventionen, in denen Teilnehmende offen von ihren »inneren Erfahrungen« berichten, kommt es erfahrungsgemäß immer wieder zu Aha-Erlebnissen wie: »Was, dir geht es auch so? Ich dachte, nur ich würde so denken.«

Stigmatisierung und ein Selbsterleben als »unnormal« führen zu Erlebnisvermeidung. Man möchte die »kranken« Gefühle oder Gedanken nicht (wahr)haben. Die negativen Folgen wurden bereits thematisiert.

Das Selbstwerterleben ist ein weiteres Problem in diesem Zusammenhang. Wer seinen Selbstwert daraus konstruiert, dass er sich mit anderen vergleicht, wird höchstwahrscheinlich enttäuscht werden. Wir vergessen dabei, dass wir viele Seiten gar nicht sehen und zunächst nur die Seiten wahrnehmen, die sie uns zeigen wollen. Außerdem vergleichen wir uns nicht nur mit einem Menschen, sondern mit vielen, vielleicht sogar mit allen, die wir kennen. Wer die Summe aller als gut bewerteten Eigenschaften aller Menschen mit den eigenen Eigenschaften vergleicht, wird zwangsläufig den Kürzeren ziehen.

Bei Menschen mit psychischen Erkrankungen wird der Vergleich mit anderen noch viel negativer ausfallen, insbesondere wenn es sich um chronische psychische Erkrankungen handelt. Andreas Knuf hat die Folgen beschrieben: »Wer sich dem Anspruch stellt, beruflich mit dem gesunden Bruder mithalten zu können, und dann frühberentet wird und schließlich in einer Werkstatt für behinderte Menschen arbeitet, der wird zwangsläufig mit Schamgefühlen konfrontiert sein« (Knuf 2020b, S. 123). Es sind Schamgefühle, die beim Vergleichen mit anderen entstehen.

Wenn unter diesen Bedingungen noch die »demoralisierende Peitsche« zur Selbstoptimierung genutzt wird, ist die Selbstzerfleischung perfekt. Wir sabotieren systematisch – wenn auch nicht bewusst – unsere psychische Gesundheit mit einem solchen Denken und Verhalten.

Kristin Neff (2011) beschreibt Selbstmitgefühl in ihrem gleichnamigen Buch als das Gegenteil dieser Denk- und Verhaltensmuster. Es hat drei Kernkomponenten:

Achtsamkeit
Sich also bewusst dem eigenen Erleben stellen und es möglichst neutral zu betrachten.

Verbundenheit
Die Erfahrung, dass Leiden zum Leben eines jeden Menschen dazugehört, dass man nicht allein ist, mit solchen Gedanken und Gefühlen.

Selbstfreundliches Verhalten
Statt der »demoralisierenden Peitsche« andere und bessere Wege zur Selbstmotivation zu finden.

Kapitel 7 des genannten Buches trägt den Titel »Aus dem Spiel um das Selbstwertgefühl aussteigen«. Dort wird der Unterschied zwischen Selbstmitgefühl und Selbstwerterleben diskutiert.

Übung 10, Den Körper mitfühlend beobachten, mit Reflexion

Leiten Sie die Übung 10 ein zweites Mal an und fragen Sie nach den Erfahrungen.

Die verlassene Freundin

Die Gruppenleitung liest den Dialog auf Arbeitsblatt 38 vor.

Dann fragen Sie die Teilnehmenden: »Würden Sie so mit einer Freundin reden?« Oft sind die Reaktionen eindeutig: »So etwas geht gar nicht!«

Und vergleichen Sie: »Würden Sie so mit sich reden, wenn Sie gerade verlassen wurden?«

Dieses Beispiel aus dem »Mindful Self-Compassion Workbook« (Neff & Germer 2018, S. 9) zeigt anschaulich, dass die wenigsten Menschen so hart mit anderen umgehen würden, wie mit sich selbst.

Diese Einheit soll Denkanstöße und einen kurzen Einblick in das Konzept »Selbstmitgefühl« geben. Erfahrungsgemäß wird bei einigen Teilnehmenden hier die Neugier auf mehr geweckt. Der Wunsch nach einer Vertiefung des Themas kam mehrfach als Rückmeldung in meiner Gruppenpraxis.

ARBEITSBLATT 38 **Der innere Kritiker**

Viele Menschen kritisieren sich selbst mehr als andere.
Es gibt Menschen, die behandeln sich selbst richtig schlecht.

Eine Freundin ruft an.
Ihr Freund hat Schluss gemacht.
Stefan antwortet:
»Kein Wunder!
Du bist nicht gerade die Schönste.
Du bist auch immer so negativ.
Dein Job ist total langweilig.
Du hast es verdient.«

Würden Sie so mit Ihrer Freundin reden?
Oder würden Sie
sie trösten?
Mitgefühl aufbringen?
ihr helfen, das durchzustehen?

Was würden Sie zu sich selbst bei einer Trennung sagen?
Würden Sie sich selbst trösten?
Oder würden Sie so mit sich reden, wie Stefan mit seiner Freundin?

Selbstverurteilung und was wir wirklich brauchen 15

Die Gruppenleitung teilt das Whiteboard oder Flipchart in zwei gleich große Spalten ein.

Leitfragen »In welchen Situationen machen Sie sich runter? Wann kämpfen Sie gegen sich selbst?«

Die Antworten werden kommentarlos und möglichst wortgetreu unter die Leitfrage in die linke Spalte geschrieben. Zwischen den Beiträgen sollte etwas Platz sein.

Leitfrage »Was brauchen Sie in solchen Situationen?«

Die Antworten werden unter die Leitfrage in die rechte Spalte neben die Situationsbeschreibung geschrieben. Hier können alle Teilnehmenden etwas beitragen, nicht nur diejenigen, die die Situationen beschrieben haben.

Die Teilnehmenden können ihnen besonders passend erscheinende Beispiele in die Tabelle auf Arbeitsblatt 39 eintragen.

ARBEITSBLATT 39 **Mein innerer Kritiker**

Wann kämpfen Sie gegen sich?	Was brauchen Sie dann?

Übung 10, Den Körper mitfühlend beobachten

Wiederholen Sie noch einmal die Übung 10 leiten Sie dann den Abschluss von Einheit und Gruppenangebot ein.

Reflexion der Einheit und Evaluation des Gruppenangebots

Die Gruppenleitung bittet die Teilnehmenden um Rückmeldung zur Einheit.

Leitfrage »Was hat Ihnen heute gefallen und was nicht?«

Die Teilnahme ist freiwillig.
Dann werden die letzten Erinnerungskarten für zu Hause ausgeteilt.

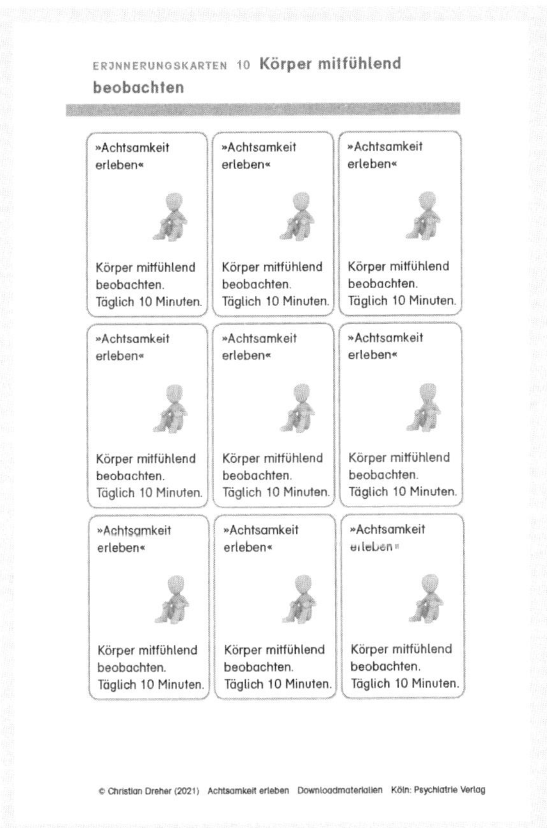

ERINNERUNGSKARTEN 10 **Körper mitfühlend beobachten**

»Achtsamkeit erleben« Körper mitfühlend beobachten. Täglich 10 Minuten.	»Achtsamkeit erleben« Körper mitfühlend beobachten. Täglich 10 Minuten.	»Achtsamkeit erleben« Körper mitfühlend beobachten. Täglich 10 Minuten.
»Achtsamkeit erleben« Körper mitfühlend beobachten. Täglich 10 Minuten.	»Achtsamkeit erleben« Körper mitfühlend beobachten. Täglich 10 Minuten.	»Achtsamkeit erleben« Körper mitfühlend beobachten. Täglich 10 Minuten.
»Achtsamkeit erleben« Körper mitfühlend beobachten. Täglich 10 Minuten.	»Achtsamkeit erleben« Körper mitfühlend beobachten. Täglich 10 Minuten.	»Achtsamkeit erleben« Körper mitfühlend beobachten. Täglich 10 Minuten.

Ermutigen Sie alle Teilnehmenden, alle Erinnerungskarten weiter zu nutzen, wenn Sie mögen.

Außerdem kann der Bogen zur Auswertung der Gruppe ausgeteilt werden mit der Bitte, diesen anonym auszufüllen (siehe Seite 150).

BOGEN 2 **Jhre Bewertung des Gruppenangebots**

Bitte nach Abschluss des Kurses ausfüllen! Datum: ....

Wie groß ist Jhr Jnteresse am Thema Achtsamkeit?

0	1	2	3	4	5

kein Jnteresse — sehr hoch

Wie groß ist Jhr Wissen zum Thema Achtsamkeit?

0	1	2	3	4	5

weiß nichts darüber — weiß sehr viel darüber

Wurden Jhre Erwartungen erfüllt?

0	1	2	3	4	5

gar nicht — total

Waren die Unterlagen für Sie verständlich?

0	1	2	3	4	5

gar nicht — sehr

Die Moderation der Einheiten fand ich

0	1	2	3	4	5

schlecht — sehr gut

Jch habe die Aufgaben zwischen den Einheiten gemacht

0	1	2	3	4	5

nie — immer

Die mündliche Anleitung der Übungen fand ich

0	1	2	3	4	5

schlecht — sehr gut

Jnsgesamt hat mir diese Gruppe gefallen

0	1	2	3	4	5

schlecht — sehr gut

Kritik und Verbesserungsvorschläge

....

....

....

....

Besonders gut gefallen hat mir:

....

....

....

....

Anhang

Quellen der Arbeitsblätter

Einheit 1 Autopilot I
Arbeitsblätter 1 – 7
Quellen: GERMER (2012), GERMER u.a. (2013), HAMMER & KNUF (2013), WILLIAMS u.a. (2007)

Einheit 2 Autopilot II
Arbeitsblätter 8 – 9
Quellen: HAMMER (2015), HAMMER & KNUF (2013)

Einheit 3 Innerer Beobachter I
Arbeitsblätter 10 – 13
Quellen: NEFF & GERMER (2018), SCHNEIDER (2012), SEGAL u.a. (2013) WILLIAMS u.a. (2007)

Einheit 4 Innerer Beobachter II
Arbeitsblätter 14 – 15
Quellen: GERMER (2012), HAMMER (2015), HAMMER & KNUF (2013), WILLIAMS u.a. (2007)

Einheit 5 Der aktuelle Moment
Arbeitsblätter 16 – 20
Quellen: GERMER (2012), HAMMER & KNUF (2013), KNUF & TILLY (2008), KNUF (2020b)

Einheit 6 Erlebnisbereitschaft I
Arbeitsblätter 21 – 23
Quellen: HAMMER & KNUF (2013)

Einheit 7 Erlebnisbereitschaft II
Arbeitsblätter 24 – 27
Quellen: GERMER (2012), HAYES & SMITH (2009), NEFF (2011), STORCH u.a. (2017)

Einheit 8 Gefühle erleben
Arbeitsblätter 28 – 31
Quellen: Knuf (2020 b), Williams u.a. (2007)

Einheit 9 Akzeptanz
Arbeitsblätter 32 – 35
Quellen: Neff (2011), Germer (2012), Germer u.a. (2013), Hammer & Knuf (2013), Knuf (2016)

Einheit 10 Selbstmitgefühl
Arbeitsblätter 36 – 39
Quellen: Germer (2012), Neff & Germer (2018),
Gilbert & Choden (2015), Knuf (2020152b), Knuf (2016),
Neff (2011)

Literatur

Born, K. (2019): Kognitive Therapie. Tübingen: dgvt.

Bambach, S. (2003): Die 5-4-3-2-1-Übung. https://www.traumatherapie.de/users/bambach/hydratext.html (06.04.2021).

Bundesministerium für Arbeit und Soziales (Hg.) (2019): Leichte Sprache. Ein Ratgeber. https://www.bmas.de/DE/Service/Medien/Publikationen/a752-leichte-sprache-ratgeber.html (03.09.2020).

Germer, C. (2012): Der achtsame Weg zur Selbstliebe. 3. Aufl., Freiburg: Arbor.

Germer, C., Siegel, R. & Fultin, P. (Hg.) (2013): Mindfulness and Psychotherapy. First Ed., New York: Guilford Press.

Gilbert, P. & Choden (2015): Mindful Compassion. London: Constable & Robinson Ltd.

Hammer, M. (2012): Das innere Gleichgewicht finden. Achtsame Wege aus der Stressspirale. 2. Aufl., Köln: BALANCE buch + medien verlag.

Hammer, M. (2014): SBT: Stressbewältigungstraining für psychisch kranke Menschen. 6. Aufl., Köln: Psychiatrie Verlag.

Hammer, M. (2015): Der Feind in meinem Kopf. Stopp den inneren Kritiker. München: Gräfe und Unzer.

Hammer, M. (2018): Liebe das Kind in dir… Und entdecke was dich stark macht. München: Gräfe und Unzer.

HAMMER, M. & KNUF, A. (Hg.). (2013): Die Entdeckung der Achtsamkeit in der Arbeit mit psychisch erkrankten Menschen. Köln: Psychiatrie Verlag.

HAMMER, M. & PLÖSSL, I. (2012): Irre Verständlich: Menschen mit psychischer Erkrankung wirksam unterstützen. Köln: Psychiatrie Verlag.

HAYES, S. C. & SMITH, C. (2009): In Abstand zur inneren Wortmaschine. Ein Selbsthilfe- und Therapiebegleitbuch auf der Grundlage der Akzeptanz- und Commitment-Therapie (ACT). 2. Aufl., Tübingen: dgvt.

HAYES, S. C., STROSAHL, K. D. & WILSON, K. G. (2016): Acceptance and Commitment Therapy. The Process and Practice of Mindful Change. Second Ed., New York: The Guilford Press.

KABAT-ZINN, J. (2016): Mindfulness for Beginners. Boulder, Colorado: Sounds true.

KNUF, A. (2013): Ruhe, ihr Quälgeister. Wie wir den Kampf gegen unsere Gefühle beenden können. 6. Aufl., München: Arkana.

KNUF, A. (2016): Sei nicht so hart zu dir selbst. Selbstmitgefühl in guten und in miesen Zeiten. 2. Aufl., München: Random House GmbH.

KNUF, A. (2020a): Recovery und Empowerment. Köln: Psychiatrie Verlag.

KNUF, A. (2020b): Umgang mit Gefühlen in der psychiatrischen Arbeit. Köln: Psychiatrie Verlag.

KNUF, A. & TILLY, C. (2018): Borderline: Das Selbsthilfebuch. 8. Aufl., Köln: BALANCE buch + medien verlag.

NEFF, K. (2011): Selbstmitgefühl. München: Kailash Verlag.

NEFF, K. & GERMER, C. (2018): The Mindful Self-Compassion Workbook. New York: The Guilford Press.

ROSENBERG, M. (2010): Gewaltfreie Kommunikation. Eine Sprache des Lebens. 10. Aufl., Paderborn: Jungfermann.

SCHNEIDER, M. (2012): Stressfrei durch Meditation. München: O.W. Barth.

SEGAL, Z., WILLIAMS, M., & TEASDALE, J. (2013): Mindfulness-Based Cognitive Therapy for Depression. Second Ed., New York: The Guilford Press.

SIPOS, V. & SCHWEIGER, U. (2017): Glauben Sie nicht alles, was Sie denken: Die Anleitung für ein gesundes und glückliches Hirn. Freiburg: Herder.

STAVEMANN, H. H. (2018). Im Gefühlsdschungel. 3. Aufl., Weinheim: Beltz.

STORCH, M., CANTIENI, B., HÜTHER, G. & TSCHACHER, W. (2017): Embodiment. Die Wechselwirkung von Körper und Psyche verstehen und nutzen. 3., unveränderte Auflage. Bern: Hogrefe.

WILLIAMS, M., TEASDALE, J., SEGAL, Z. & KABAT-ZINN, J. (2007): The Mindful Way through Depression. New York: The Guilford Press.

Marie Boden, Doris Feldt

Krisen bewältigen, Stabilität erhalten, Veränderung ermöglichen

Ein Handbuch zur Gruppenmoderation
und zur Selbsthilfe
Arbeitshilfe 25
5. Auflage 2015
408 Seiten + umfangreiche
Downloadmaterialien, 40,00 €
ISBN: 978-3-88414-539-5

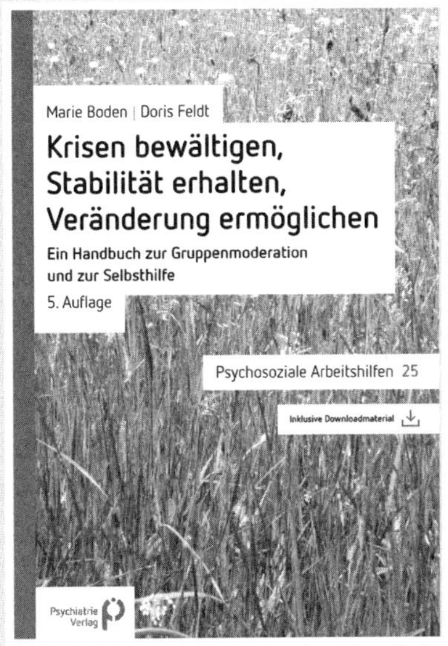

Neuere Daten der Verlaufsforschung belegen, dass ein erfülltes Leben mit Schizophrenie möglich ist. Statt sich auf jenes Drittel der Schizophrenie-Patienten zu konzentrieren, das lebenslang mit Symptomen umgehen muss, richten die Autorinnen den Blick auf von Betroffenen initiierte Genesungskonzepte. Dieses Buch bietet einen guten Überblick über die Unterstützungsmöglichkeiten und die trialogische Zusammenarbeit zwischen Betroffenen, Professionellen und Angehörigen.

Marie Boden, Doris Feldt

Gefühle erkennen, annehmen und gut mit ihnen umgehen

Ein Handbuch zur Gruppenmoderation
und zur Selbsthilfe
Ein Handbuch zur Gruppenmoderation
und zur Selbsthilfe
Arbeitshilfe 28
Ergänzungsmodul zur Arbeitshilfe 25
3. Auflage 2015
144 Seiten plus Downloadmaterialien, 30,00 €
ISBN: 978-3-88414-524-1

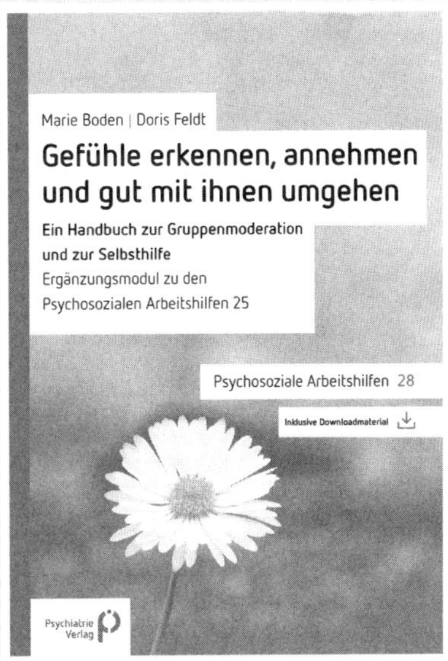

Dem Leben einen Dreh geben

»Gesund zu werden war für mich ein Prozess des Lernens. Damit ist es wie mit anderen Dingen, die man gelernt hat, Fahrradfahren oder Lesen zum Beispiel: Wenn man es erst einmal gelernt hat, muss wirklich einiges geschehen, dass man es wieder verlernt.« ARNHILD LAUVENG

Eine heilsame, offene und engagierte Haltung sich selbst und anderen gegenüber kann jeder Mensch durch Üben lernen. Ich finde es sehr ermutigend zu wissen, dass inzwischen die moderne neurologische und psychologische Forschung bestätigt hat, dass Mitgefühl, ähnlich einem Muskel, trainierbar ist (DAVIDSON 2018). In diesem Kapitel stelle ich dir deswegen eine Auswahl von Übungen vor, mit denen du Beruhigung und Mitgefühl schrittweise erfahren, lernen und wie einen Muskel aufbauen kannst.

Das Üben zählt, nicht das Ergebnis

Es ist wichtig, dass du dich in deinem eigenen Tempo an die Übungen herantastest. Regelmäßiges Training wird dir helfen, dein Beruhigungs- und Fürsorgesystem zu aktivieren. Behalte im Blick, dass es bei diesen Übungen nicht in erster Linie darum geht, einen bestimmten körperlichen oder emotionellen Zustand anzustreben. Es ist die Absicht, etwas Gutes für unsere Gesundheit zu tun, die unserem Leben einen Dreh verleiht, und nicht ein Ziel, dem wir keuchend hinterherlaufen.

Der springende Punkt ist, dass wir ohne Voreingenommenheit und überhöhte Erwartungen an die Übungen herangehen: mit Offenheit und unserem Anfängergeist, der nicht schon alles besser weiß, sondern neugierig bleibt. Dann können sich langfristig Beruhigung und angenehme Empfindungen einstellen.

Das Gemeinsame aller Übungen ist, dass sie uns mit unserem Beruhigungs- und Fürsorgesystem verlinken und es aktivieren. Diese Erfahrung kann jeder machen, es braucht vor allem geduldiges Dranbleiben. Durch das Wiederholen dieser Erfahrung bilden Nervenzellen neue und stärkere Verknüpfungen aus. Dadurch werden die Momente der Geborgenheit und Sicherheit immer mehr. Das Erstaunliche ist, dass bereits kurzes und regelmäßiges Üben von nur fünf bis zehn Minuten pro Tag sich über die Zeit positiv auf unsere Gesundheit auswirken kann (vgl. z. B. XU u. a. 2017).

Einige Übungen werden dir leichtfallen, andere werden dir richtig schwer vorkommen. Beginne mit Übungen, die dich spontan ansprechen. Bleibe für eine Weile dabei, um Erfahrungen sammeln zu können. Am besten achtest du gleich von Beginn an auf Hindernisse, die sich dir beim Üben in den Weg stellen. Sie gehören dazu und sind keine Anzeichen dafür, dass mit dem Üben etwas nicht gut läuft. Sie zeigen einfach unsere Schwierigkeiten auf, uns selbst eine freundliche Aufmerksamkeit entgegenzubringen.

Für Menschen, die in ihrer Seele verletzt wurden oder an einer psychischen Erkrankung leiden, können Selbstberuhigung und Selbstfürsorge manchmal Widerwillen und abstoßende und beängstigende, unangenehme Gefühle wecken. Falls du bemerkst, dass dich die Übungen emotionell stark belasten oder sie dich zu destabilisieren drohen, überlege dir therapeutische Hilfe zu suchen, um die Übungen in einem sicheren Rahmen kennenlernen zu können.

Selbstberuhigung und Selbstfürsorge gehen mit einer Annäherung an sich selbst und eben auch an sein verletzliches Selbst einher. Blockaden dabei sind deshalb natürlich und zu erwarten.

Du wirst später in diesem Kapitel noch Gelegenheit finden, deine persönlichen Übungshindernisse zu entdecken, und Möglichkeiten kennenlernen, wie du sie aus dem Weg räumen kannst. Das Wichtigste ist, dass du dir immer wieder vergegenwärtigst, warum Selbstberuhigung und Selbstfürsorge für dich gut sein können und wofür du sie kultivieren möchtest: um etwas für deine Gesundheit und deine Lebensfreude zu tun.

Aus dem Wissen und der Erfahrung, dass Selbstfürsorge und Selbstmitgefühl bei uns allen eng mit unserer Verletzbarkeit zusammenhängen, lege ich dir ans Herz, beim Üben sehr behutsam mit dir umzugehen und dich in kleinen Schritten voranzutasten. Schon einzelne kleine Momente von Offenheit und Wohlwollen für andere oder sich selbst können sich ausdehnen und vertiefen.

Die Übungen, die nun folgen, sind in ihrer Wirkung langfristig angelegt. Das heißt aber auch, sie sind kein Notfallmittel in akuten Krisen. In der Praxis sind Patienten immer wieder darüber enttäuscht, dass sich ihre Belastung nach den ersten Übungen nicht im Geringsten verändert hat. Das ist nicht überraschend.

Mitgefühlsübungen können kein Leid wegmachen, sie schaffen gegen Leid eine gesunde innere Atmosphäre. Das bewirkt langfristig enorme Entlastung und manchmal Heilung.

Für viele Leute hat es sich als günstig erwiesen, über die Atmung mit ihrem Körper und so mit sich selbst in Kontakt zu kommen. So bildet die Übung »Einen beruhigenden Atemrhythmus finden« (siehe S. 123) einen guten Einstieg und eine gute Grundlage für alle weiteren Meditationen. Bereits in dem Kapitel »Der Wirklichkeit in die Augen sehen« wurde beschrieben, wie Achtsamkeit eine grundlegende und äußerst wirksame Praxis ist. Für viele Menschen ist und bleibt achtsames Atmen die wichtigste und hilfreichste Übungspraxis von allen Achtsamkeitsübungen, auf die sie immer wieder zurückkommen.

Zu Beginn kann das Fokussieren auf den Atem vorübergehend verunsichern und irritierend sein und anstatt zu Beruhigung zu mehr Unruhe führen. Meistens legt sich das schnell. Um dir einen möglichst angenehmen Einstieg zu ermöglichen, möchte ich dir drei Varianten der Atemberuhigung vorstellen. Danach nähern wir uns schrittweise dem Mitgefühl, lernen seine Eigenschaften kennen und wie wir die dazugehörigen Fertigkeiten kultivieren können.

Selbstberuhigung üben

Die Aufmerksamkeit sanft auf die Atmung zu richten und seinen beruhigenden Atemrhythmus zu finden, ist eine der kraftvollsten und effektivsten Beruhigungsmöglichkeiten überhaupt. Über das Finden eines angenehmen und entspannenden Atemrhythmus lässt sich der jüngste Teil des autonomen Nervensystems aktivieren (der neue vordere Vagusast des Parasympathikus, siehe S. 110), durch den auch andere, mit dem Atem verbundene Körperfunktionen wie die Herzfrequenz und der Blutdruck herunterreguliert werden können. Parallel werden Stoffwechselfunktionen so gesteuert, dass Erholung und der Aufbau körpereigener Reserven möglich werden.

Die Atmung ist für uns eine einmalige und praktische Möglichkeit, direkt in die Wirkweise des autonomen Nervensystems einzugreifen und dieses zu beeinflussen. Durch Verlangsamung und Fokussierung auf die Ausatmung können wir den »Ruhenerv« selbst anknipsen. Das Social Engagement System (siehe S. 110 ff.) wird aktiviert und eine warme, offene Verbundenheit mit sich selbst, mit anderen und der Welt wird möglich. Wenn der Körper sich beruhigen kann, findet auch unsere Seele Ruhe und ein Gefühl von Sicherheit.

Viele Menschen, die von einer psychischen Erkrankung betroffen sind, können sich selbst sehr schlecht beruhigen und leben fast andauernd in einem Alarmzustand. Bei Mobilisierung durch akuten psychischen Stress und Angst beobachten wir typischerweise eine beschleunigte oberflächliche und flache oder auch stockende Atmung. Der Körper stellt sich auf Kampf oder Flucht ein und pumpt sich mit Energie und Sauerstoff voll. Die Körperempfindungen sind unangenehm und triggern häufig noch mehr Angst. Auf die Atmung zu achten und ein paarmal ruhig durchzuatmen, kann bereits zu einer ersten Beruhigung beitragen. Mit Übung wird das Anknipsen des Parasympathikus durch achtsames Atmen immer einfacher, die beruhigende Wirkung tritt verlässlich ein und eine Art Ruhepolster wird aufgebaut, das mehr und mehr Stress abzufedern vermag. Unsere Stresstoleranz nimmt zu.

Anregungen für Atemübungen

Die erste Übung ist eine Atemmeditation. Die zweite Übung ist vor allem für Leute geeignet, die nicht gerne meditieren und sich lieber durch eine App anleiten lassen, den Fokus von belastenden Gedanken und Gefühlen weg auf etwas Visuelles außerhalb des eigenen Körpers zu lenken. Die dritte Atemübung wird für viele Leute überraschenderweise irgendwann die spannendste. Hier zählst du ganz einfach deine Atemzüge. Vielleicht versuchst du alle drei Übungen und konzentrierst dich dann auf diejenige, die dir am meisten zusagt.

Vorbereitung für alle Übungen

Plane in deinem Alltag wenigstens fünf bis zehn Minuten für dich ein, in denen du nicht gestört wirst. Finde möglichst jeden Tag einen idealen Moment zur gleichen Zeit. Richte dir einen einfachen, möglichst wohligen Platz her mit allem, was dich beim Üben unterstützen kann, wie z.B. Sitzkissen, Stuhl, Wolldecke, Wollstrümpfe, schönes Licht, angenehmen Duft, bestärkende Bilder oder Gegenstände. Informiere die Leute um dich herum, dass du während deiner Übungen nicht gestört werden möchtest. Stelle dein Smartphone und andere mögliche störende Geräte ab (oder auf Flugmodus). ×

Einen beruhigenden Atemrhythmus finden

Finde eine aufrechte und auch entspannte Sitzhaltung auf einem Stuhl oder einem Sitzkissen. Richte deine Aufmerksamkeit nun auf den Atem. Schaue, wo in deinem Körper du am besten deinen Atem wahrnehmen kannst. Verweile hier für ein paar Atemzüge.

Versuche dann das Ausatmen ein klein wenig auszudehnen und zu verlangsamen – nur so weit, wie es für dich angenehm ist. Verweile erneut mit deiner Aufmerksamkeit auf deiner Atmung.

Falls du abgelenkt wirst, dich Gedanken wegtragen und du bemerkst, dass du mit deinem Geist gar nicht mehr beim Atem bist, ist das eine völlig normale Erfahrung. Sie bedeutet nicht, dass dir die Übung nicht gelingt. Unser Geist ist äußerst lebendig und zieht viel Aufmerksamkeit auf sich. Bringe den Fokus einfach sanft wieder auf den Atem zurück.

Schau, ob du das Ausatmen noch ein kleines Stück mehr ausdehnen und verlangsamen kannst. Wiederum nur so weit, wie es angenehm für dich ist. Achte bewusst auf die Pausen zwischen dem Ausatmen und dem Einatmen.

Versuche dann, eine weiche, runde Atembewegung zu finden. Sie muss gar nicht besonders tief sein, sondern vielmehr sanft und fließend.

Versuche nun dort, wo du am besten spüren kannst, dass du atmest, weich zu werden und, so gut es geht, alle Muskeln, die du zum Atmen brauchst, zu entspannen. Das sind vor allem die Bauchmuskeln, die Muskeln auf Höhe des Solarplexus oder des Zwerchfells und die Muskeln des Schultergürtels. Beobachte, wie sich diese weiche Atembewegung auf dich auswirkt. Ist es angenehm oder eher unangenehm? Übe so lange, wie du magst. ×

Anleitung per App

Dafür brauchst du entweder ein Smartphone, ein Tablet oder einen Computer. Du findest heute eine ganze Auswahl an Apps mit beruhigenden Atemübungen, z.B. auf Deutsch »Breath Ball« unter breathball.com und in englischer Sprache die Apps »Breathing Zone« oder »Deep Breathing Exercises Relax«. Sie funktionieren in der Regel ganz einfach und alle sehr ähnlich. Du folgst mit der App der Bewegung einer Kugel oder Blume, die beim Einatmen immer größer und beim Ausatmen wieder kleiner wird.

ABBILDUNG 18 Die Atemkugel

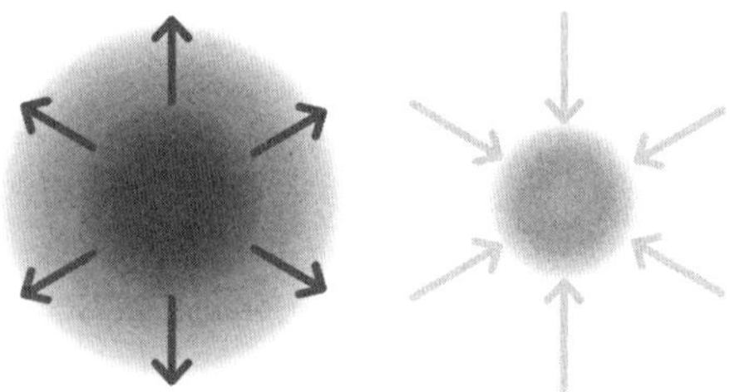

Einatmen

Ausatmen